Doris Iding

7 Minuten
Chakren
power

Atempausen
für jeden Tag

W0190951

nymphenburger

Inhalt

Einleitung

Die 7 Chakren heilen und stärken

Kann es sein, dass du manchmal eine enorme Kraft wahrnimmst, diese aber nicht einordnen kannst? Diese Energie könnte von einem deiner 7 Chakren stammen. Chakren (Sanskrit: „Rad") sind feinstoffliche Energiewirbel. Auch wenn du sie nicht sehen kannst, so sind sie maßgeblich an deinem Wohlergehen beteiligt. Je ausgeglichener sie sind, desto mehr Energie und weniger Stress wirst du in deinem Lebens spüren. Je freier die Energie zwischen ihnen fließt, desto belastbarer und glücklicher bist du.

So wie es im physischen Körper Nervenbahnen gibt, so finden wir im Energiekörper Energiebahnen, die als Nadis (Sanskrit) bezeichnet werden. Nadis durchziehen den Körper von den Fußsohlen bis zum Scheitel und enthalten Prana, das Elixier, das uns überhaupt erst das Leben ermöglicht. Die Stellen, in die besonders viele Nadis münden, werden als Chakren bezeichnen. Die Chakren, auch Energieräder genannt, befinden sich im besten Fall in ständiger kreisender Bewegung. Dreht sich ein Chakra nicht, oder dreht es sich eher elliptisch, ist seine Energie gestört. Je nach Stärke der Störung wirkt sich diese körperlich, emotional oder spirituell aus. Chakrensysteme gibt es auf der ganzen Welt. Die meisten Traditionen gehen von sieben Chakren aus. Bis auf das Kronenchakra sind sie von unten nach oben, vom Steißbein bis zum Scheitelpunkt, entlang der Wirbelsäule angesiedelt. Entsprechend ihrer Lage beeinflussen sie die Funktion der Organe und Drüsen, und somit auch unsere Gefühle.

Je höher wir vom Steißbein zum Kopf gehen, desto feinstofflicher wird ihr Schwingungsniveau. Die unteren drei Chakren sind der Sitz für die körperlich-emotionalen Energien. Die drei obersten Chakren werden dem geistig-spirituellen Bewusstsein zugeordnet. Das Herzchakra bildet den Mittelpunkt und verbindet die drei unteren mit den drei oberen Zentren. Die Zahl 7 kommt nicht von ungefähr. Es gibt die 7 Weltwunder, 7 Meere, 7 Farben des Regenbogens und 7 Tage in der Woche – um nur einige Beispiele zu nennen. Der Psychologe C. G.

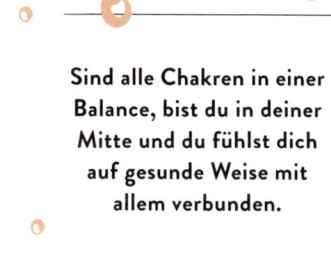

Sind alle Chakren in einer Balance, bist du in deiner Mitte und du fühlst dich auf gesunde Weise mit allem verbunden.

Jung ging davon aus, dass die 7 Chakren in enger Verbindung mit den 7 Planeten stehen und dies wieder einmal deutlich macht, wie eng alles miteinander verbunden ist.

Nadis und Chakren fließen optimal, wenn du dich mit jedem Chakra beschäftigst. Tust du dies, bist du dem Leben nicht mehr so ausgeliefert. Du kannst es aktiver mitgestalten, damit es gute und erfüllte Tage werden. Du kannst deine Praxis so aufbauen, dass du zuerst mit den einzelnen Chakren arbeitest, diese reinigst und harmonisierst. Nach und nach kannst du die verschiedenen Übungen miteinander kombinieren. Sei offen und neugierig, ob es Synchronitäten zwischen Begegnungen, Erlebnissen und dem jeweiligen Chakra gibt.

Balancierte Chakren werden dir helfen, ungesunde Gewohnheiten zu durchbrechen und neue, stärkende Gewohnheiten zu etablieren.

Dabei wünsche ich dir viel Freude.
Doris Iding

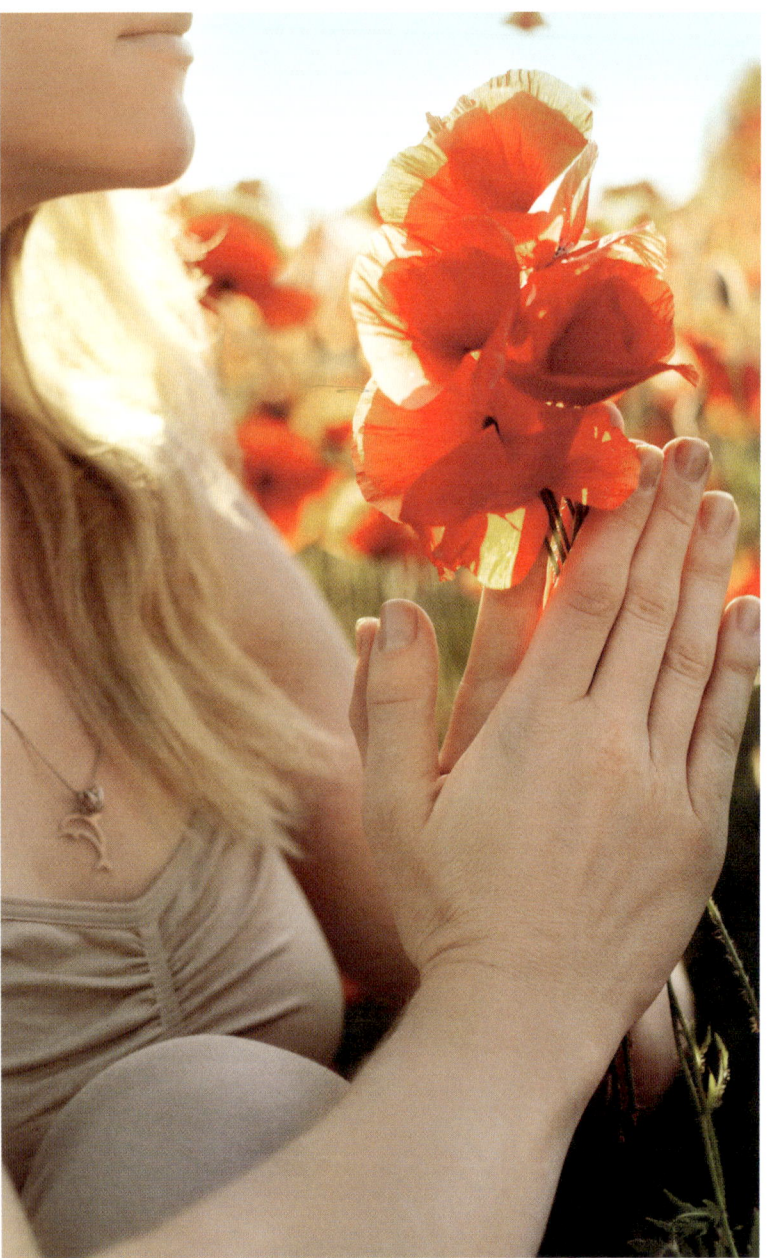

Das Wurzelchakra

Finde deinen Platz im Leben

Das Wurzelchakra (Sanskrit: Muladharachakra) steht für deine Basis. Es steuert deine basalen Bedürfnisse und deine körperliche Existenz. Vergleichen kannst du dieses Chakra mit den Wurzeln eines Baumes. Je tiefer sie in die Erde hineinragen, desto besser trotzt der Stamm den Stürmen des Lebens. Ist dein Wurzelchakra ausgeglichen, begegnest du den Herausforderungen mit einem Lächeln auf den Lippen. Es hat seinen Sitz am unteren Ende der Wirbelsäule, zwischen Anus und Genitalien. Über dieses Chakra verbinden wir uns mit der physischen Welt. Die Energie der Erde strömt über das Wurzelchakra in unser feinstoffliches Energiesystem ein.

Urvertrauen in das Göttliche

Körperlich zugeordnet ist dieses Chakra dem Anus, Mastdarm, Dickdarm und den Nebennieren. Die entsprechenden Drüsen sind die Nebennieren. Sie sind mitunter für die Produktion von Adrenalin zuständig. Probleme mit dem Skelett sind ein typisches Anzeichen für ein gestörtes Wurzelchakra. Mental spiegelt sich eine 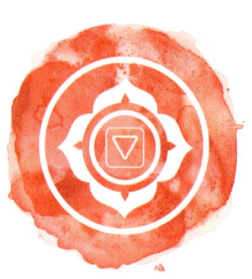 Disbalance des Wurzelchakras besonders in existenziellen Ängsten, Orientierungslosigkeit und dem Gefühl der Isolation wider.

Das Wurzelchakra wird durch vier Lotosblütenblätter symbolisiert. Es fordert uns spirituell auf, Urvertrauen in das Leben zu entwickeln. Gestärkt werden kann das Wurzelchakra durch die Farbe Rot und den Geruchssinn. Zugeordnet wird es dem Planeten Merkur und dem Element Erde. In der Edelsteintherapie wird zur Stärkung mit den Edelsteinen Achat, Blutstein, Blutjaspis, Granat und Rubin gearbeitet. Die Düfte Zeder und Gewürznelke haben einen stärkenden Einfluss auf dieses Chakra.

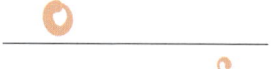

Das zentrale Thema dieses Energiezentrums lautet: Vertrauen ins Leben.

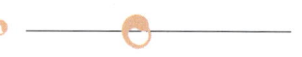

Gemüsesorten, die das Wurzelchakra unterstützen, sind unter anderem Rote Beete, Kartoffeln, Rüben und Kohlrabi. Proteine, die dein Skelett stärken sind: Hülsenfrüchte, Nüsse, Milch und Milchprodukte sowie Sojaprodukte, auch Öle aus Saaten tun gut.

Übung

HIMMEL UND ERDE MITEINANDER VERBINDEN

Folgende Fragen zeigen dir, ob dein Wurzelchakra ausgeglichen ist. Wenn du eine oder mehrere Fragen mit „Ja" beantwortest, ist dein Wurzelchakra unausgeglichen.

Fühlst du dich....

... manchmal so, als würdest du neben dir stehen?

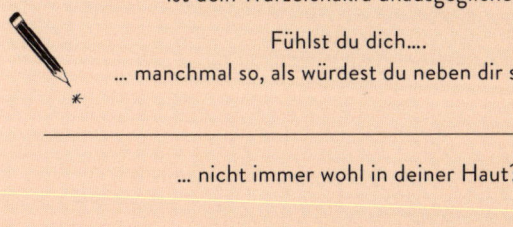

_____

... nicht immer wohl in deiner Haut?

_____

... leidest du unter Existenzängsten?

_____

... bist du manchmal depressiv, traurig oder tendierst du zu Co-Abhängigkeiten?

_____

Nur Mut

Mit diesen Alltagstipps kannst du dein Wurzelchakra ausgleichen:

- Bring mehr ROT in dein Leben: rote Blumen, rote Kleidung oder Accessoires
- Praktiziere regelmäßig
- Iss rote Früchte und Gemüse
- Trage rote Steine

- Bewege dich regelmäßig in der Natur
- Verbinde dich mit der Kraft der Erde
- Das erste Chakra kann sehr gut über die Aromatherapie angesprochen werden.

Chakra-Cleaning

Eine klassische Form der Chakra-Reinigung findet über 111111 Niederwerfungen statt. Sie schaffen Klarheit und unterstützen den Fluss der Energien. Etwas einfacher ist die folgende Praxis, die du mit allen Chakren machen kannst. Integriere das Reinigen dei-

Rote Früchte, zum Beispiel frische leckere Erdbeeren, tun deinem Wurzelchakra gut.

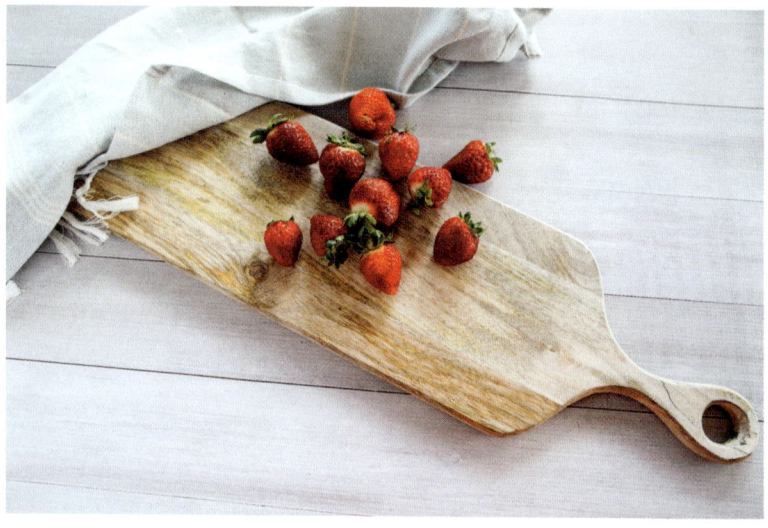

ner Chakren so in deinen Alltag wie das Putzen deiner Zähne. Es befreit dich von fremden und unheilvollen Energien und hilft dir, deinen Platz im Leben zu finden.

Und so geht's: Komm in bequeme und aufrechte Sitzhaltung. Konzentriere dich auf dein Wurzelchakra und stelle es dir als ein Rad oder einen roten Energiestrudel vor. Atme in diese Region hinein und nimm so Verbindung zu ihm auf. Sobald du es fühlst oder siehst, stelle dir vor, dass du es aus deiner Aura herausziehst. Stell dir weiter vor, dass du eine Schale mit klarem Wasser in deinen Händen hälst. Stell dir dann vor, dass du es in die Schale eintauchst und du so alle Verletzungen, alten Schmerz und fremde Energien abwäschst. Anfangs kann es etwas länger dauern, bis das Chakra rein und klar ist. Hast du das Gefühl, dass dein Chakra gereinigt ist, bringe es wieder zurück an seinen Ursprungsort.

Affirmation für dein Wurzelchakra: Ich stehe mit beiden Beinen fest am Boden.

Jedes Chakra kannst du mit einer eigenen Affirmation stärken, die du am Ende der Reinigung oder der Meditation innerlich oder laut sprechen kannst.

7 Minuten für dein Wurzelchakra

Mit verschiedenen Yogaübungen kannst du dein Wurzelchakra wieder in Balance bringen. Wenn du gut geerdet in den Tag starten willst, komme gleich nach dem Aufstehen barfuß in eine aufrechte

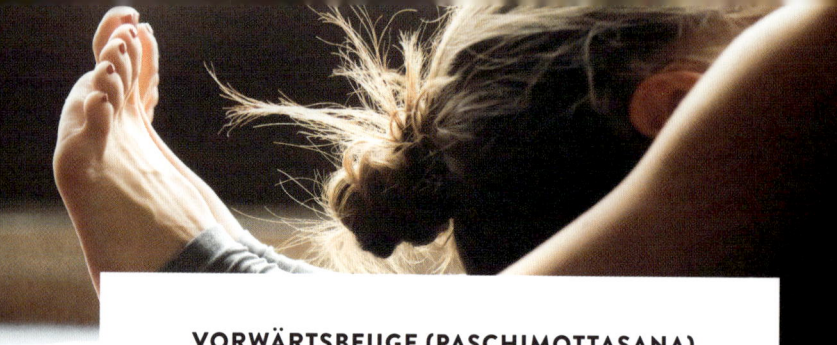

VORWÄRTSBEUGE (PASCHIMOTTASANA)

Diese Yogaasana stabilisiert das Zentrale Nervensystem und schenkt dir so mehr Gelassenheit. Hier kannst du Urvertrauen entwickeln und loslassen, was nicht mehr zu dir gehört.

- Sitze am Boden, die Füße nach vorne ausgestreckt und geflext
- Dein Rücken ist gerade, die Handflächen liegen neben deinen Hüften
- Atme ein und bringe deine Arme über die Seiten nach oben
- Atme aus und beuge dich mit geradem Rücken nach vorne
- Lass deine Hände dorthin fallen, wo es sich für dich gut anfühlt
- Verweile hier für 2 Minuten und atme tief in dein Wurzelchakra ein
- Löse alles auf, indem du einatmend deine Arme nach vorne streckst und dich Wirbel für Wirbel aufrichtest

---

MEDITIEREN FÜR DAS WURZELCHAKRA

Die Nase mit ihrem Geruchssinn ist der archaischste Sinn. Sie sichert unser Überleben. Deshalb sind Nase und Geruchssinn eng mit dem Wurzelchakra verbunden. Mithilfe einer einfachen Atemübung stärkst du ein Bewusstsein für diesen Sinn.

Sitze für deine Meditation bequem und aufrecht und konzentriere dich für 5 Minuten auf deine Nasenspitze. Achtsam atmest du durch sie ein und aus. Wenn deine Gedanken abschweifen, hol dich wieder zur Meditation zurück.

und würdevolle Haltung. Schließe wenn möglich deine Augen und lass deine Atmung tiefer und tiefer werden, so dass dein Ausatem bis in die Füße und noch weiter bis in die Erde hineinfließt. Stell dir vor, wie über deine Atmung Wurzeln in den Boden wachsen. Nimm über den Einatem die Kraft der Erde in dich auf. Lass die Wurzeln bis zum Mittelpunkt der Erde wachsen, wo sie einen Kristall berühren. Von ihm aus fließt ein reines, klares, strahlendes Licht bis in dein Wurzelchakra. Ausatmend erfüllt dieses Licht deine Aura, deinen Körper, dein ganzes Sein.

Lass dich von diesem wundervollen, klärenden Licht erfüllen, reinigen, wiederaufbauen und entspannen. Atme so lange, bis du das Gefühl hast, vollkommen von dem Licht verfüllt zu sein. Öffne dann die Augen, reck und streck dich und beende so diese Übung.

Stärke dein Chakra mit einem Mantra

Jedes Chakra hat sein eigenes Mantra. „Lam" ist das Bija-Mantra, das heißt ein einsilbiges Mantra für das Wurzelchakra. Die regelmäßige Rezitation stärkt es. Du kannst das Mantra wann immer es passt während der Ausatmung chanten, also singen, zum Beispiel, wenn du meditierst. Die Energie des Klangs wird deinem Wurzelchakra wunderbar guttun.

Ein weiteres Mantra für das Wurzelchakra ist: Ich vertraue in das Leben. Es führt mich und hat immer das Beste für meine Entwicklung im Sinn.

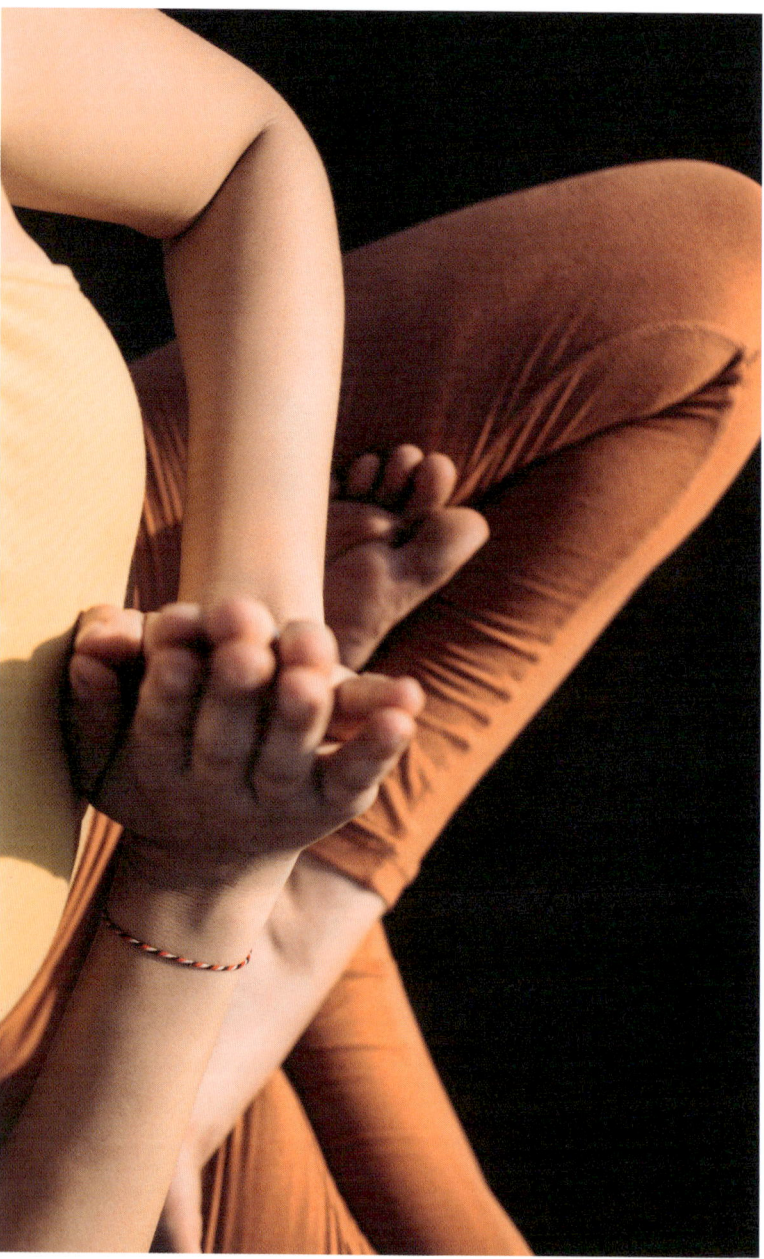

Das Sakralchakra

Rundum glücklich

Dieses Chakra (Sanskrit: Svadhishthana) ist das Zentrum für sinnliche Freuden, Sexualität und Kreativität. Es befindet sich eine Handbreit zwischen Bauchnabel und Geschlecht. Es wird dem Bereich der Sexualität und Sinnlichkeit zugeordnet. Ist das Sakralchakra ausgeglichen, wird die körperliche, sinnliche Begegnung mit dem „Du" erfüllend erlebt. Auf der physischen Ebene wird es der Blase, den Nieren und den Fortpflanzungsorganen sowie allen Verdauungssäften und Körperflüssigkeiten zugeschrieben.

Lass dich ein auf dein „Du"

Ist das Chakra nicht ausbalanciert, kann es zu Verdauungsproblemen, Rückenbeschwerden besonders im unteren Rücken und zu Erkrankungen des Skeletts kommen. Psychisch kann sich ein unausgeglichenes Chakra in Suchtverhalten äußeren. Aber auch die Unfähigkeit, sich in der Sexualität auf dein „Du" einzulassen, können auf Störungen im Chakra hinweisen. Mental drückt sich ein unausgeglichenes Chakra in Form eines Burnouts, einem Gefühl von Sinnlosigkeit und mangelndem Interesse am Leben aus.

Schaffe dir kleine schöne Ecken in deiner Wohnung,
die dich immer wieder daran erinnern innezuhalten.

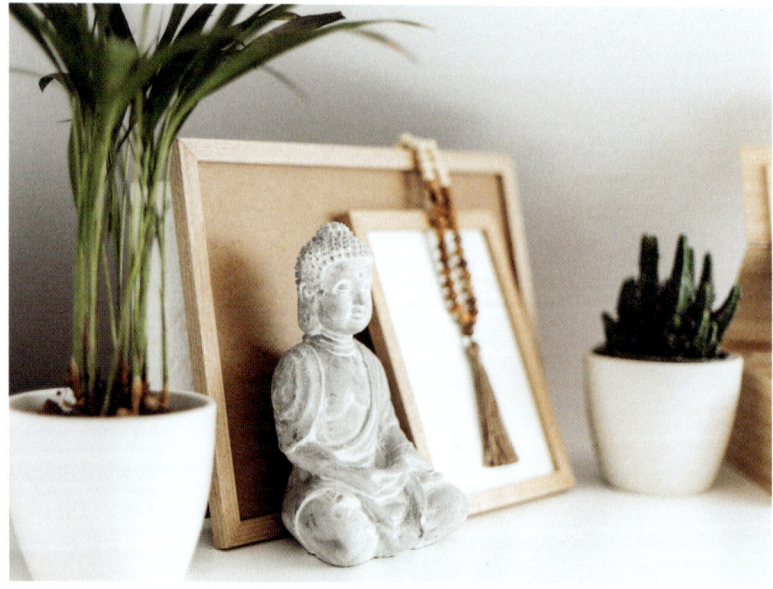

Übung

BEZIEHUNGEN, GENUSS UND LEBENSFREUDE

Fühlst du dich ...

... häufig eifersüchtig?

_____

... als würden ehemalige Partner*Innen noch an dir kleben?

_____

... leidest du unter Existenzängsten?

_____

... auch in Beziehungen einsam?

_____

Solltest du eine oder mehrere Fragen mit „Ja" beantwortet haben, so würdest du dein Selbstwertgefühl stärken, wenn du die Übungen für dieses Chakra machst.

Spirituell sind wir aufgefordert, unseren eigenen Ausdruck zu finden und diesen in die Welt zu bringen. Unterstützt werden kann dieses Chakra durch die Farbe Orange und das Mantra „Vam". Von den Planeten wird die Venus dem Sakralchakra zugeordnet, das Element Wasser und der Geschmackssinn. In der Edelsteintherapie steht dieses Chakra in Verbindung mit den Edelsteinen Karneol und Mondstein und in der Aromatherapie wird gerne mit den Düften Ylang-Ylang und Sandelholz gearbeitet.

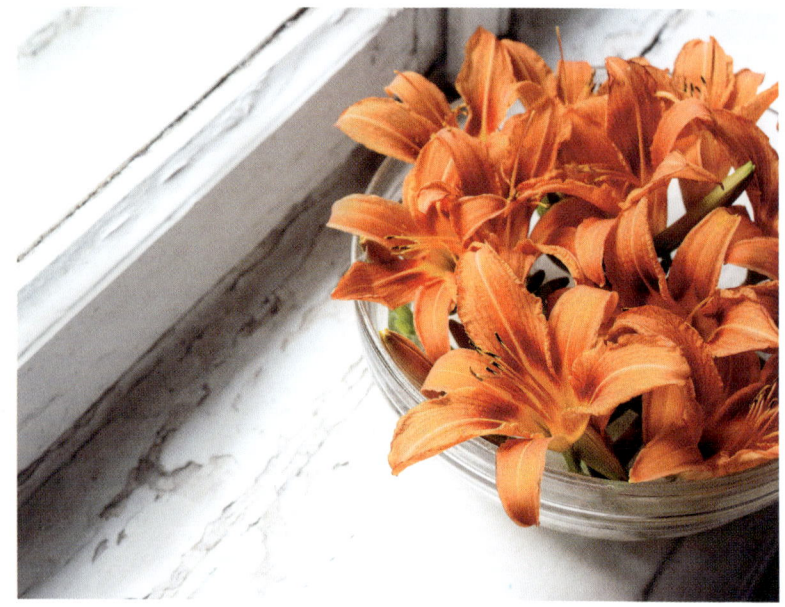

Beschenke dich mit orangefarbener Blumen, um deinem Sakralchakra etwas Gutes zu tun.

Gesund und glücklich

Mit diesen Alltagstipps bringst du mehr Lebensfreude in deinen Tag:

- Orangefarbene Blumen
- Schmuck in Orange
- Eine Wand in Orange
- Iss frisches Obst und Gemüse
- Sei Gefühlen wie Zorn und Gewalt gegenüber achtsam, anstatt sie auszuleben oder zu unterdrücken
- Öffne dich für das Du und lasse dich auf tiefe Beziehungen ein
- Lebe dein kreatives Potenzial

Verletzungen loswerden

Um dein Sakralchakra zu reinigen, gehe mit deiner Aufmerksamkeit zu deinem Sakralchakra und stelle dir vor, dass du es aus deiner Aura herausziehst und vor dir in ein reines, klares Energiebad tauchst. Reinige es hier und stell dir vor, dass alle Verletzungen, die dir andere Menschen zugefügt haben, mit denen du Sex hattest, abgewaschen werden. Fühlst sich dein Chakra wieder klar und rein an, bringe es wieder zurück an seinen Ursprungsort und atme dann noch einige Male dort hinein.

Affirmation für dein Sakralchakra: Ich schwimme im Fluss der Lebensfreude.

7 Minuten für dein Sakralchakra

Mit einfachen, aber sehr wirkungsvollen Übungen kannst du dein Sakralchakra stärken. Sie schenken dir ein besseres Gefühl für deine eigenen Bedürfnisse, außerdem machen sie dir bewusst, was dir guttut und was deine Lebendigkeit einschränkt.

Anfangs kann es ungewohnt sein, dass deine Lust zunimmt, dich in allen Bereichen deines Lebens neu auszuprobieren. Aber schon bald wirst du erfahren, wie schön und belebend es ist, wenn du mit deiner eigenen Sexualität, Sinnlichkeit und Kreativität mehr in Kontakt kommst und du sie ausleben kannst. Du wirst schon bald spüren, dass durch dieses Chakra der schöpferische Fluss purer Lebensenergie aktiviert wird und deine allgemeine Gesundheit sich verbessern wird.

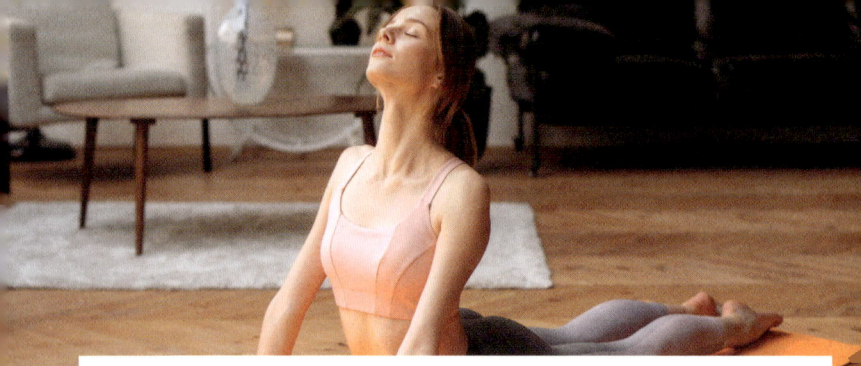

DIE SCHLANGE

Diese Übung bringt deine sexuelle Energie oder deine Kreativität zum Fließen.

- Lege dich mit ausgestreckten Beinen flach auf den Bauch, flexe die Zehen
- Schließe deine Augen uns entspanne dich
- Lege beide Handflächen neben deinen Brustkorb, die Arme dicht am Körper
- Atme ein und strecke die Arme durch, drücke dein Schambein in den Boden
- Halte hier für 1 Minute, also für 10 Atemzüge
- Nimm die Energie in deinem Sakralchakra wahr
- Atme aus und komme zurück in deine Ausgangslage, entspanne hier

---

DER BERG

Diese Übung wird dich stabilisieren.

Stehe aufrecht und würdevoll. Lächle. Stabilisiere dich über deine Körpermitte. Genieße das Gefühl, dass die Erde dich trägt. Stelle dir vor, dass du die klare, reinigende und stabilisierende Energie der Erde über die Füße einatmest. Ausatmend lässt du alles los, was nicht mehr zu dir gehört. Das können negative Erinnerungen an vorhergehende Liebesbeziehungen sein, Verletzungen, Gefühle wie Eifersucht, Trauer oder Neid. Mache diese Übung für 6 Minuten, bis du das Gefühl hast, dass du dich klarer fühlst und die Verbindung zu dir selbst stärker und stabiler geworden ist.

Dein Mantra für dein Sakralchakra

Die Yogatraditionen gehen mit diesem Chakra sehr achtsam um, weil es wichtig ist, es in eine höhere Form zu transzendieren. Das hängt damit zusammen, dass sexuelle Energie eine sehr archaische und gleichzeitig eine sehr starke Energie ist. Die Rezitation des Bija-Mantras „Vam" kann dich dabei unterstützen. Durch die Rezitation lernst du, deine Energie zu lenken. So wie du die Energie beim Chanten fokusieren kannst, kannst du auch mit Übung deine sexuelle Energie lenken. Du kannst während deinen 7 Minuten mit der Ausatmung 7 Mal „Vam" in dein Sakralchakra chanten. Nimm dabei wahr, wie die Energie des Klangs in deinen Unterleib fließt.

Stehe bei der Berg-Übung ganz
fest und geerdet auf deiner Matte.

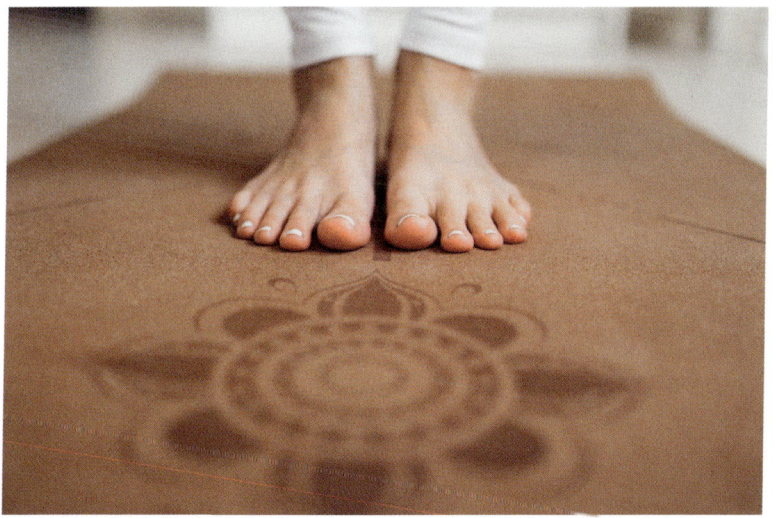

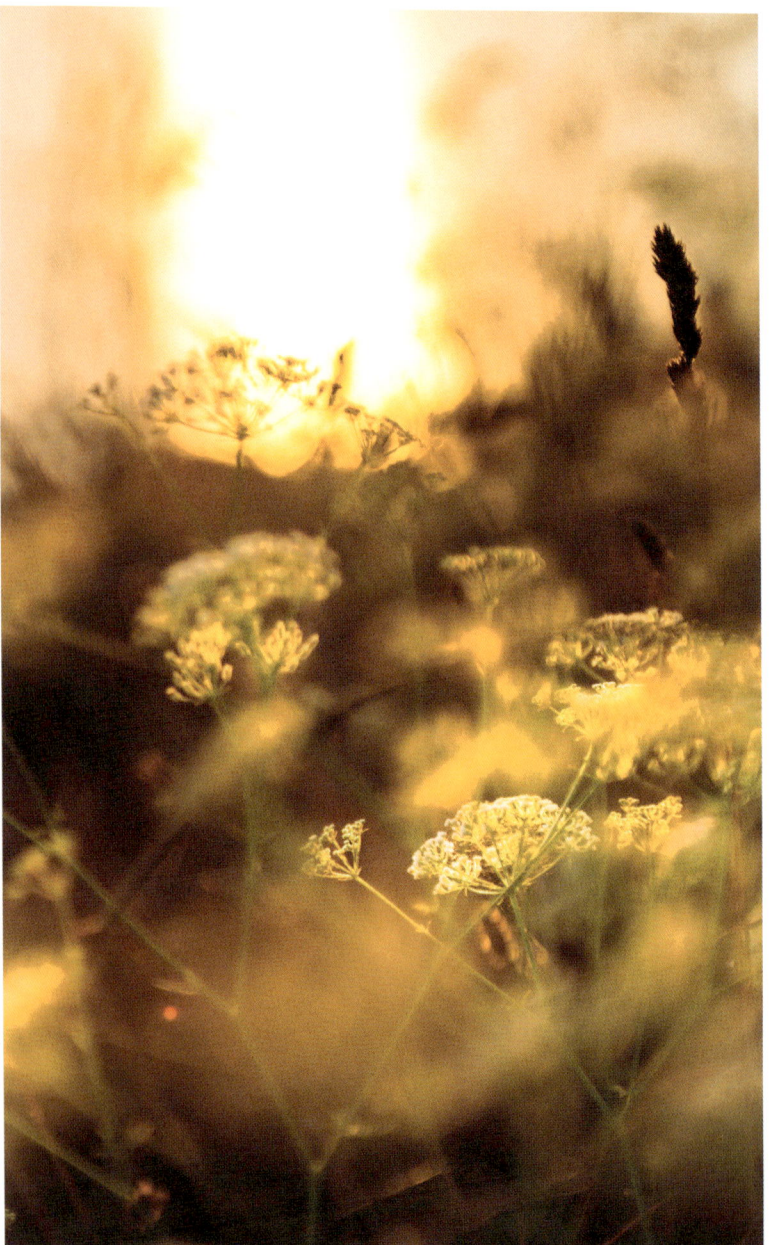

Das Solarplexuschakra

Lebe deine Bestimmung

Dieses Chakra hat seinen Sitz zwischen dem Bauchnabel und dem unteren Ende des Brustbeins. Hier geht es darum, die eigene Willenskraft zu stärken und den Umgang mit Selbstkontrolle zu erlernen, ohne dabei deine Gefühle zu unterdrücken. Ist dein Chakra in Harmonie, bist du im guten Kontakt mit deinen Bedürfnissen, dann ist auch dein Ichgefühl gesund und du wirst deine Bestimmung mehr und mehr leben. Die körperliche Zuordnung dieses Energiezentrums sind Verdauungssystem, Magen, Milz, Leber, Gallenblase und das vegetative Nervensystem sowie die Bauchspeicheldrüse.

Deine Willenskraft im Fokus

Befindet sich dieses Chakra in einer Disbalance, kann es zu Störungen der Verdauung kommen. Aber auch Magen- und Darmprobleme können auftauchen. Diabetes ist ein Hinweis darauf, dass hier ein Ungleichgewicht besteht. Wer unter Gewichtsproblemen leidet, sollte sich ebenfalls mit den Themen befassen, die dieses Chak-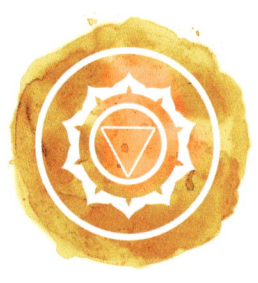

ra betreffen. Schwierige Gefühle wie Wut, Aggression, Unsicherheit und Angst können auf der mentalen Ebene Ausdruck von einer Disbalance sein. Sie können sich in Form von Albträumen und Schlafstörungen bemerkbar machen und wollen uns so auffordern, die eigene Willenskraft zu stärken. Spirituell geht es um die Stärkung eines gesunden Ichs. Die Farbe Gelb und das Mantra „Ram" können hier sehr unterstützend wirken. Das Solarplexuschakra wird dem Planeten Mars, dem Element Feuer und dem Sehen zugeordnet. In der Edelsteintherapie hat man mit den Edelsteinen Tigerauge, Bernstein, Edeltopas und Zitrin gute Erfolge erzielt, um das Ich zu stärken. In der Aromatherapie weiß man um die stärkende Funktion der ätherischen Öle Lavendel, Bergamotte und Rosmarin.

Inner Flow

Mit diesen Alltagstipps stärkst du dein Chakra und bringst mehr Selbstsicherheit in dein Leben:
- Bring viel Gelb in deinen Alltag
- Verbringe viel Zeit an Lagerfeuern, Kaminen oder mit Kerzen

Übung

STÄRKE DEINE MITTE

Um herauszufinden, ob dein Solarplexuschakra nicht in Balance ist, kannst du dir folgende Fragen stellen und deine Gedanken dazu hier eintragen:

Fühle ich mich nur wohl, wenn ich alles zu 100 % schaffe?

_____

Fühle ich mich überfordert, wenn ich eine Entscheidung treffen soll?

_____

Fühle ich mich manchmal von meinen Emotionen überflutet?

_____

Solltest Du eine oder mehrere Fragen mit „Ja" beantworten, so kannst du durch die Arbeit mit dem Chakra mehr Selbstsicherheit gewinnen. Du wirst nicht länger „neben dir stehen", wenn du mit schwierigen Situationen oder starken Gefühlen konfrontiert wirst, sondern du wirst dir sicher sein, dass du die Herausforderungen schaffen wirst, die das Leben an dich heranträgt.

- Nutze das Licht und die Wärme der Sonne
- Meditiere mit der Kraft des Feuers und lass diese kraftvolle Energie durch dich hindurchströmen
- Im Winter kannst du ein unausgeglichenes Solarplexus-Chakra durch Saunagänge und gelbe Nierenwärmer stärken

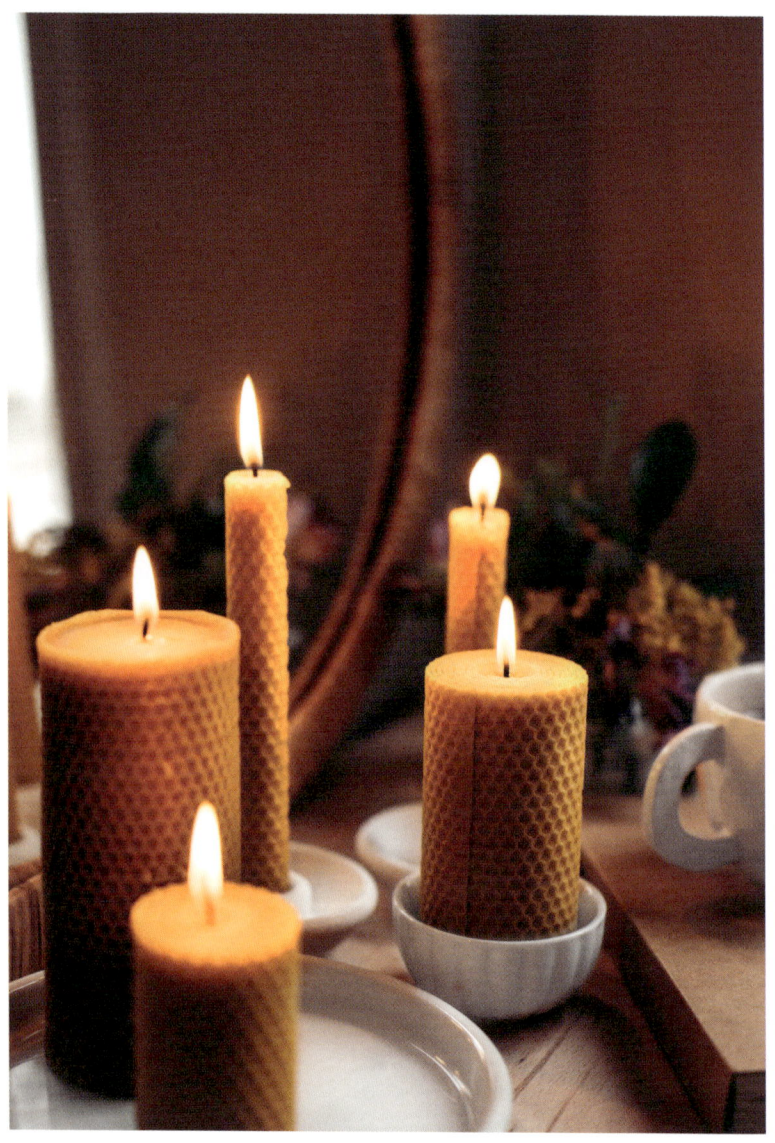

Kerzenlicht ist Balsam für dein
Solarplexuschakra.

Unsicherheit loslassen

Du kannst dieses Chakra besonders gut mit einem Bergkristall reinigen. Bewahre deinen Bergkristall an einem besonders hellen Platz auf oder lege ihn immer wieder direkt in die Sonne. Dort kann er sich mit der Energie und dem Feuer der Sonne aufladen.

Du kannst dein Chakra im Liegen oder im Sitzen reinigen, indem du den Kristall auf deinen Solarplexusbereich legst. Einatmend nimmst du die Energie des Kristalls über das Chakra auf. Ausatmend verteilt sich die Energie im ganzen Körper.

**Affirmation für dein Solarplexuschakra:
Ich gestalte mein Leben nach meinen eigenen Wünschen.**

7 Minuten für dein Solarplexuschakra

Die Yogaübungen für dieses Chakra werden dich darin unterstützen, dass du mehr und mehr in deine eigene Mitte kommst. Sie stärken dich und schenken dir innere Klarheit.

Regelmäßig praktiziert, können sie dir dabei helfen, dein „Ich" zu stabilisieren und DEINE Bestimmung zu leben. Die Entwicklung einer gesunden und kraftvollen Persönlichkeit ist die Basis für eine nachhaltige und spirituelle Entwicklung. Durch sie kann unsere Seele sich entfalten, damit du deine Berufung vollkommen leben kannst.

Mantra-Energie für dein Solarplexuschakra

Du kannst dieses Mantra bei den hervorgehenden Übungen tönen. Jedes Mal, wenn du in der entsprechenden Asana angekommen bist, kannst du das Mantra chanten. Nimm einen tiefen Atemzug und chante während der Ausatmung sieben Mal das Mantra „Ram". Chante das Mantra direkt in dein Solarplexuschakra. Nimm wahr, wie die Energie des Klangs in deinen Solarplexus fließt.

ATEMÜBUNG: COLOUR-FLOW

Diese Übung stärkt dich besonders dann, wenn du dich schwach fühlst und dir die notwendige Energie fehlt, um deine Visionen umzusetzen.

- Komme in den Kniestand: deine Unterschenkel liegen parallel am Boden, deine Oberschenkel befinden sich im 90°-Winkel dazu
- Lass deine Fersen auseinander fallen, deine großen Zehen berühren sich
- Dein Oberkörper ist aufgerichtet, Kiefer und Schultern sind entspannt
- Schließe deine Augen und nimm dich in dieser Haltung wahr
- Konzentriere dich auf dein Manipurachakra
- Stelle dir vor, dass du gelbe Sonnenenergie in dein Chakra einatmest
- Atme aus und stelle dir vor, wie sich die Energie in jede Zelle deines Körpers verteilt
- Atme so für 4 Minuten

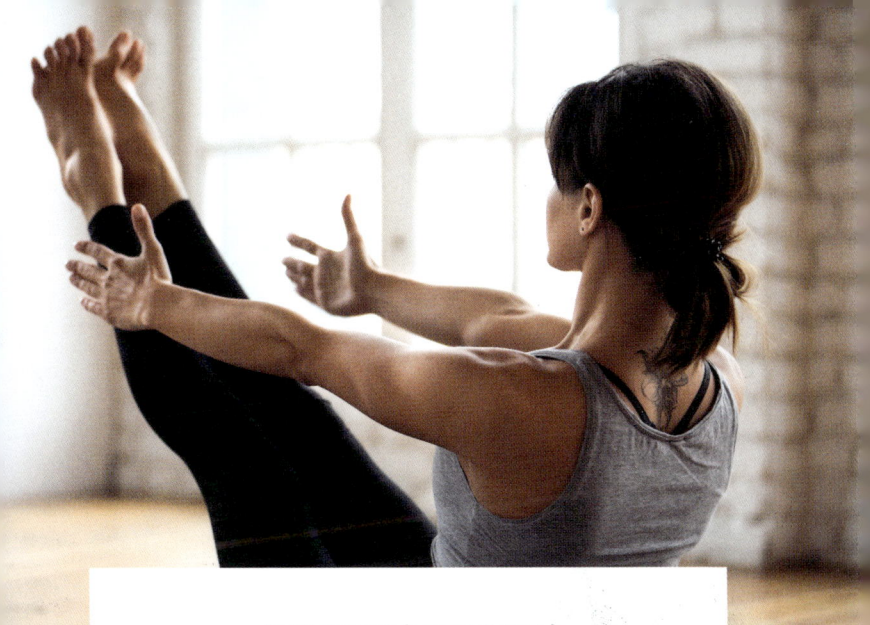

DAS BOOT (NAVASANA)

Diese Übung stärkt auf der körperlichen Ebene deine Bauchmuskulatur und verleiht dir auch emotional Stärke und stabilisiert dein Manipurachakra.

- Lege dich auf den Rücken, Beine und Füße parallel ausgerichtet, die Hände liegen entspannt neben dem Körper
- Atme ganz bewusst in dein Solarplexuschakra ein und aus
- Winkle mit der Einatmung deine Beine an, spanne deine Körpermitte an
- Atme aus und strecke deine Beine nach schräg oben durch, deine Arme strecke nach vorne, parallel zum Boden
- Halte die Stellung mit geradem Rücken
- Stelle dir vor, wie du Kraft in dein Chakra einatmest und mit dem Ausatmen Unsicherheiten loslässt
- Stütze die Hände auf den Boden und zieh deine Knie an dich ran
- Lege deine Beine auf dem Boden ab und entspanne

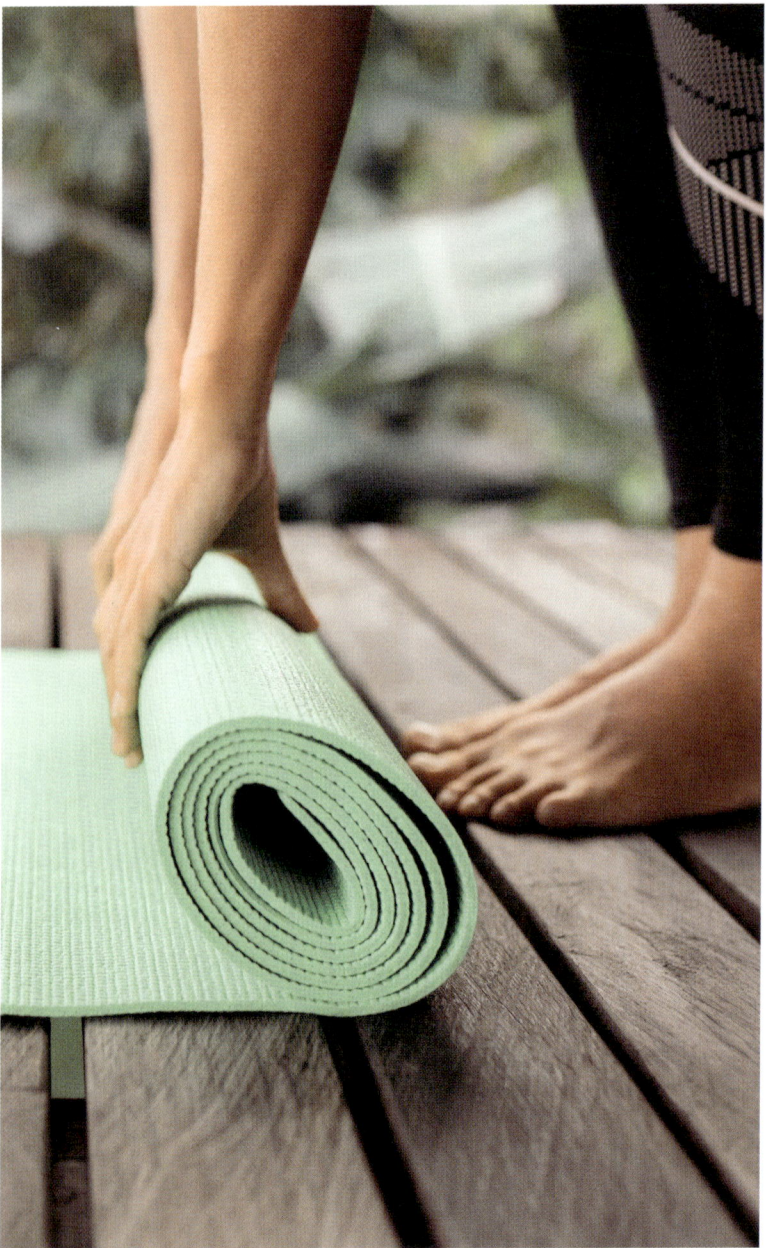

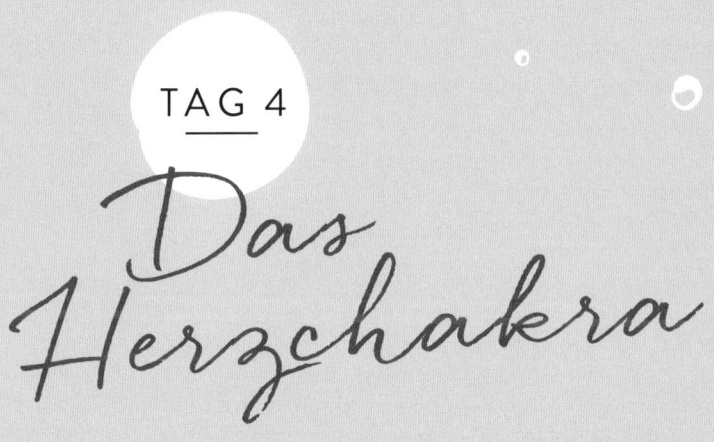

TAG 4

Das Herzchakra

Öffne dein Herz

Das Herzchakra, auch Anahatachakra genannt, bildet mit seinem Sitz im Brustraum den Mittelpunkt des Chakrasystems. Es verbindet die drei unteren physisch-emotionalen Zentren mit den drei oberen geistig-spirituellen. Das Herzchakra lädt uns ein, unser Herz zu weiten und Mitgefühl und Menschlichkeit zu entwickeln. Befindet es sich in einer gesunden Balance, dann sind wir mit offenem Herzen verbunden mit uns selbst, anderen Menschen und dem Leben.

Liebe fließen lassen

Wie der Name schon verrät ist das Chakra körperlich dem Herzen zugeordnet, außerdem auch noch dem oberen Rücken, dem Brustkorb, der Brusthöhle, den Lungen, dem Blut- und Kreislaufsystem und der Haut sowie der Thymusdrüse. Es ist im Übrigen auch für ein ausbalanciertes Immunsystem mitverantwortlich. Die Themen dieses Chakras sind Liebe, Harmonie, Vergebung, Hingabe und Mitgefühl. Eine Disbalance macht sich körperlich in Form von Blutdruckstörungen, Herz- und Lungenkrankheiten bemerkbar.

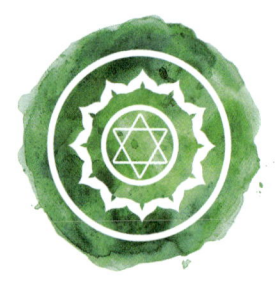

Psychisch weisen eine gewisse Unnahbarkeit, Probleme in Beziehungen, aber auch die Unfähigkeit Grenzen zu ziehen und zu akzeptieren, deutlich darauf hin, dass es sinnvoll ist, sich diesem Chakra zu widmen. Spirituell sind wir aufgefordert, unsere Liebe fließen zu lassen und unser Herz bedingungslos für alle Wesen zu öffnen und anderen mit möglichst viel Offenheit und Liebe zu begegnen.

In unserem Herzchakra ist die reine, universelle Liebe zu Hause. Sie nimmt alle Wesen und Erfahrungen mit einer nicht-wertenden Akzeptanz an. Verbunden mit ihr erkennen wir unsere innerste Wahrheit und sind in der Lage, dieser Wahrheit zu folgen. Die Farbe Grün und das Mantra „Yam" können hier sehr unterstützend wirken. Das Herzchakra wird dem Planeten Jupiter, dem Element Luft und dem Tastsinn zugeordnet. Für die Herzöffnung arbeitet man in der Edelsteintherapie gerne mit dem Rosenquarz, dem Smaragd, Rhodonit, Malachit und Jade. In der Aromatherapie ist das Rosenholz ein wunderbarer Herzchakraöffner.

Übung

LOVE YOURSELF

Mit folgenden Fragen kannst du herausfinden, ob dein Herz-chakra in Balance ist oder nicht. Falls du eine oder mehrere Fragen mit „Ja" beantwortest, weißt du, dass dein Herzchakra nicht im Gleichgewicht ist. Schenke ihm dann besonders viel Aufmerksamkeit.

Fühlst du dich …
… als wenn du eine Mauer um dein Herz gezogen hättest?

_____

… abgeschnitten von deiner Intention?

_____

… in deinen intimen Beziehungen unverstanden und einsam, sodass du das, was dich wirklich berührt und bewegt, nicht erzählst?

_____

Pure Liebe

Die Farbe Grün unterstützt dich im Alltag, wenn du dein Herzcha-kra öffnen möchtest:

- Berührung gleicht dieses Chakra aus
- Schenke dir eine schöne Selbstmassage oder lass dich massieren
- Iss grünes Obst oder Gemüse

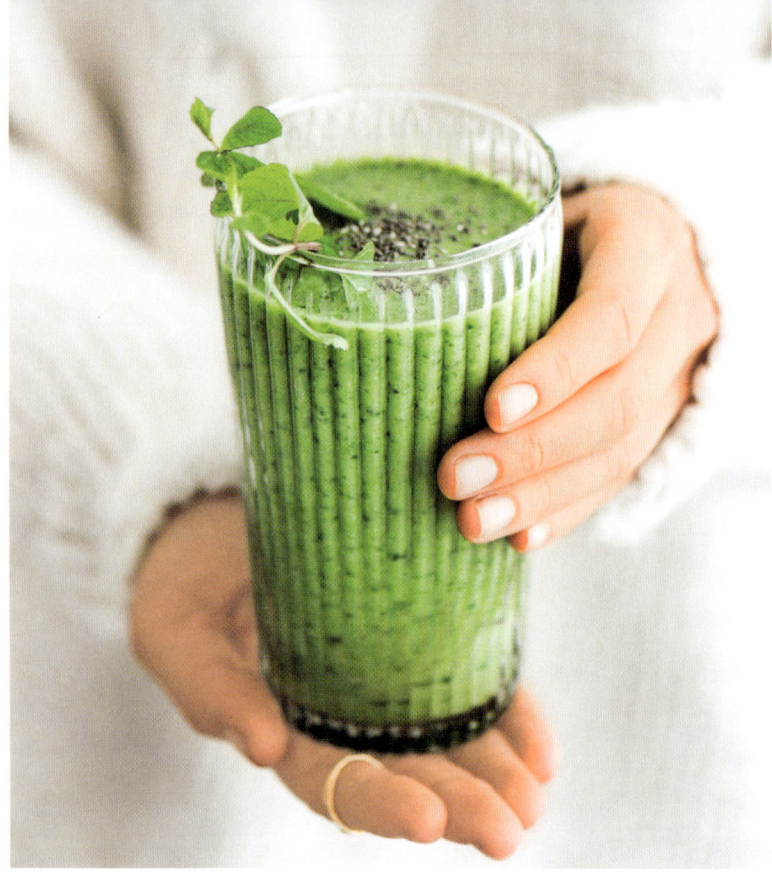

Ein grüner Smoothie ist nicht nur voller Vitamine,
sondern auch voller Liebe für dein Herzchakra.

- Bereite dir Smoothies zu und stelle dir vor, dass dadurch jede
  Zelle deines Körpers mit Liebe erfüllt wird
- Der Duft von Rosen, Thymian und Myrte öffnet das Herz, umgib
  dich mit diesen Düften

Lasse Verletzungen los

Um dein Herzchakra zu reinigen, komme in eine aufrechte Sitzhaltung und lege eine Hand auf deinen Herzraum und versuche, über die Hand Kontakt zu deinem Herzen herzustellen. Wenn es dir möglich ist, dann wende dich deinem Herzen zu und atme Liebe und Selbstmitgefühl dort hinein. Ausatmend lass alle alten Verletzungen los. Vielleicht hat dich ein Mensch sehr verletzt. Jetzt wäre ein guter Moment, diese Verletzung loszulassen und ihm oder ihr zu verzeihen? Stell dir vor, dass du die Verletzungen, eine nach der anderen, aus dem Herzchakra ausatmest und du es so auf diese Weise reinigst. Atme so lange Selbstliebe und Mitgefühl in diesen Bereich hinein, bis du dich leichter und wohler fühlst.

Affirmation für dein Herzchakra: Ich liebe aus ganzem Herzen.

7 Minuten für dein Herzchakra

Dein eigenes Herz zu öffnen, ist die beste Voraussetzung für ein glückliches Leben. Liebe dich selbst so, wie du von anderen geliebt werden möchtest. Sei mitfühlend mit dir selbst. Verzeihe dir. Sei großzügig deinen Fehlern gegenüber und wisse, dass dein Herz größer ist, als du in deinen kühnsten Träumen glaubst. Alles was du dazu tun musst, ist dir selbst jeden Tag ein paar Minuten Zeit für dein Herzchakra zu schenken. Erzwinge nichts und sei offen für alles. Das ist der Schlüssel zu deinem eigenen Herzchakra.

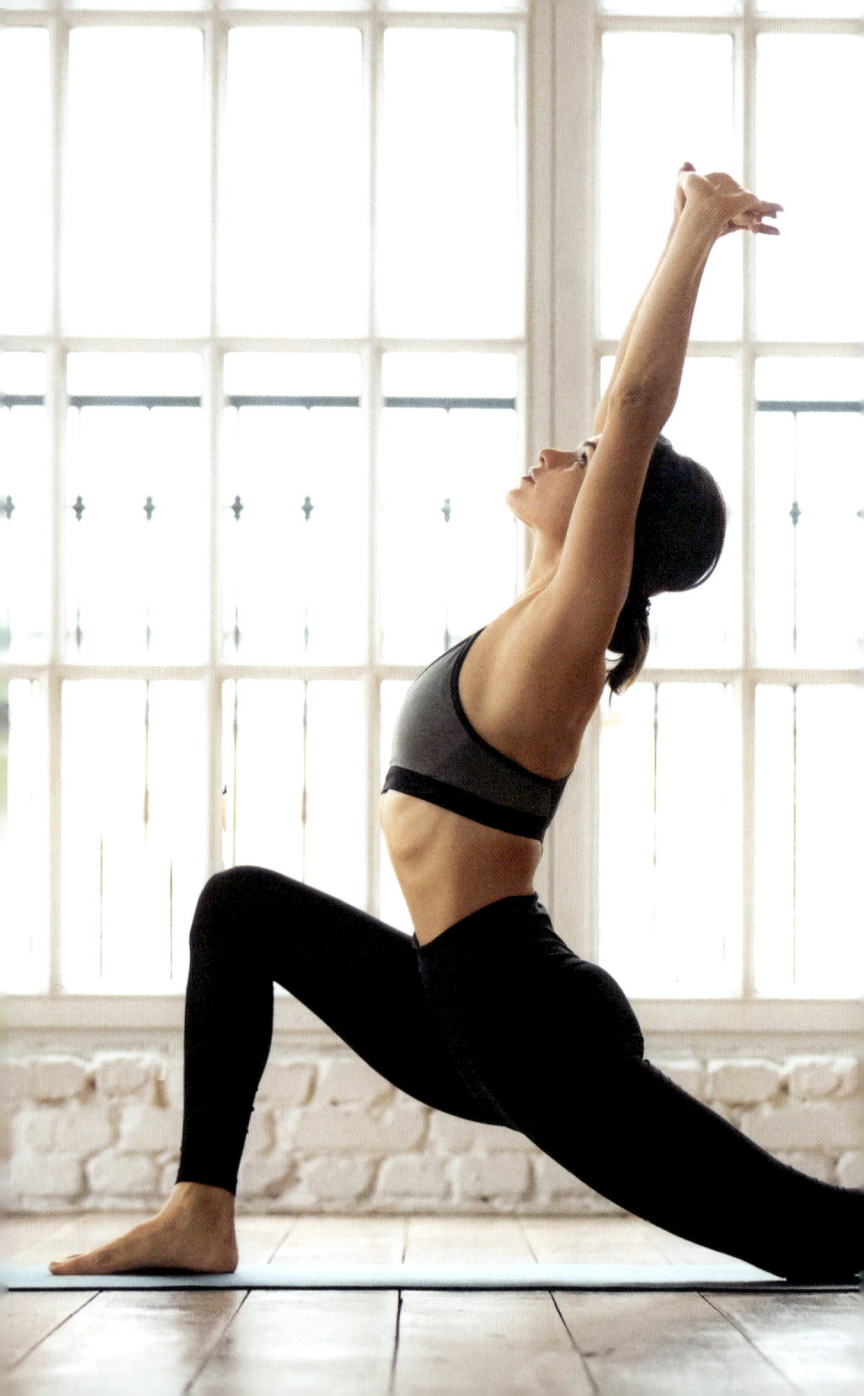

DER HALBMOND

Diese Übung ist besonders hilfreich, wenn du das Gefühl hast, dass dein Herz verschlossen ist.

- Komme in den Kniestand, stelle den rechten Fuß weit vor dir ab, das linke Bein strecke weit nach hinten
- Dein Oberkörper ist aufgerichtet, dein Brustbein strebt zur Decke
- Senke deinen Körperschwerpunkt tief in Richtung Boden
- Bringe deine Handflächen vor der Brust zusammen und strecke einatmend die Arme nach oben
- Atme aus und beuge Arme und Oberkörper nach hinten, blicke dabei nach oben
- Halte für etwa 1 Minute, also 10 Atemzüge
- Stelle dir vor, wie sich dein Herz mit jedem Atemzug mehr weitet
- Komme mit gefalteten Händen langsam zurück in die Ausgangsposition und wechsle die Seiten

---

DEINE EXTRA-PORTION HERZENERGIE

Diese Übung empfiehlt sich, wenn du dich von dir selbst und der Welt abgeschnitten fühlst.

Setze dich auf einen Stuhl. So weit vorne, dass nur das halbe Gesäß auf der Sitzfläche des Stuhls aufsitzt. Die Beine stehen parallel, die Knie befinden sich in einer Linie mit dem Fußgelenk. Die Füße stehen fest auf dem Boden. Der Oberkörper ist aufgerichtet, die Schultern entspannt. Die Hände sind vor dem Herzen. Die Augen sind geschlossen. Atme tief und entspannt durch die Nase ein und aus. Richte deine Aufmerksamkeit auf dein Herzchakra. Atme so, dass zwischen Ein- und Ausatmen keine Pause entsteht. Stell dir dabei vor, dass du grüne Energie einatmest und dein Herzchakra mit dieser reinen grünen Farbe erfüllt wird. Ausatmend lässt du alle Unreinheiten los, die sich auf deinem Herzen angesammelt haben. Verweile in dieser Übung für 5 Minuten, spüre abschließend nach und versuche, den Kontakt zum Herzen auch im Alltag zu halten.

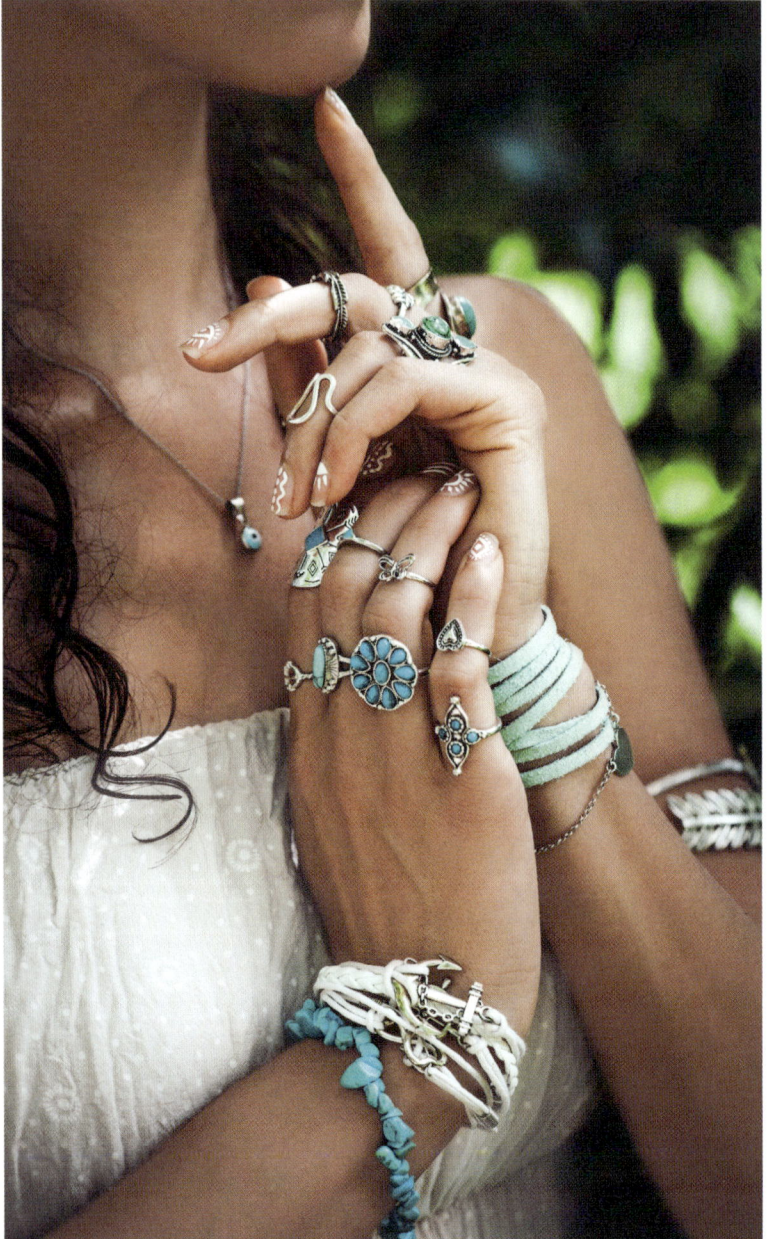

Das Kehlkopfchakra

Schenke dir eine Stimme

Dieses Energierad ist das erste der drei oberen Chakren, das sich auf umfassende Fähigkeiten des Geistes spezialisiert. Darüber hinaus geht es um deine ganz persönliche Ausdruckskraft, deine Kreativität und deine Kommunikation. Du bist aufgerufen, deinem Herzen und auch deinem Sein eine Stimme zu verleihen. Deine Sprache wird hier zum Selbstausdruck deines ganzen Wesens. Und deshalb sollte sie klar und rein sein.

An der Schwelle angekommen

Mit Sitz im Kehlkopf ist es das letzte Chakra, dass einem physischen Element zugeschrieben wird. Hier befinden wir uns an der Schwelle zu einem höheren Bewusstsein. Auf der körperlichen Ebene wird es dem Hals, dem Nacken, dem Kieferbereich, der Stimme, der Luftröhre, der Speiseröhre und den Armen sowie der Schilddrüse zugeordnet.

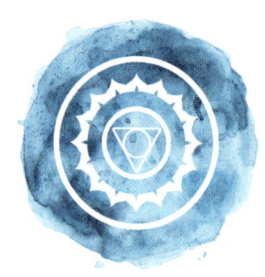

Befindet sich das Kehlkopfchakra, auch Vishuddhachakra genannt, in einer Disbalance, kann es zu Heiserkeit und Problemen mit den Stimmbändern sowie Kehlkopfentzündungen kommen. Ist dies der Fall, ist es an der Zeit, sich diesem Energiezentrum zuzuwenden.

Psychische Schwierigkeiten spiegeln sich in Hemmungen wider und machen deutlich, dass es schwierig ist, den eigenen Bedürfnissen einen angemessenen Ausdruck zu verleihen. Angst vor Zurückweisung sowie Angst, zu sich zu stehen, können sich hier über dieses Chakra ausdrücken. Um spirituell zu wachsen, sind wir hier aufgefordert, uns mit einer höheren Wahrheit zu verbinden und diese auch zu leben.

Die Farbe Blau und das Mantra „Ham" können dieses Chakra unterstützen und stärken. Aber auch über unser Gehör können wir uns dem Vishuddhachakra nähern. Ganz wunderbar funktionieren hierbei zum Beispiel Klangschalen. In der Edelsteintherapie arbeitet man gerne mit dem Aquamarin, Türkis und Chalzedon. Salbei und Eukalyptus bieten in der Aromatherapie wertvolle Dienste an, um die Türe zum höheren Bewusstsein zu öffnen.

Übung

FINDE DICH SELBST

Um herauszufinden, ob dein Kehlkopfchakra in Disbalance ist, stelle dir die folgenden Fragen und notiere deine Antworten. Überlege dir auch, in welcher Situation du das letzte Mal so gefühlt hast. Dein Kehlkopfchakra braucht mehr Aufmerksamkeit von dir, wenn du diese Fragen bejahst.

Fühlst du dich...

... ängstlich, wenn es darum geht, deine eigene Wahrheit auszusprechen?

_____

... überfordert, wenn du vor vielen Menschen sprechen sollst?

_____

... schnell im Unrecht?

_____

Mach doch mal blau!

Bade in Blau: Das Meer oder der Himmel nähren dieses Chakra besonders gut. Aber auch blaue Kleidung stärkt es. Dieses Chakra wird auch mit deiner eigenen Kreativität in Verbindung gebracht: Tanze, mache Pantomime, probiere dich im Schauspiel aus. Sei neugierig, offen und kreativ. Mache Dinge, ohne sie „perfekt" machen zu wollen. Tue einfach, was dir Freude bereitet und dich inspiriert.

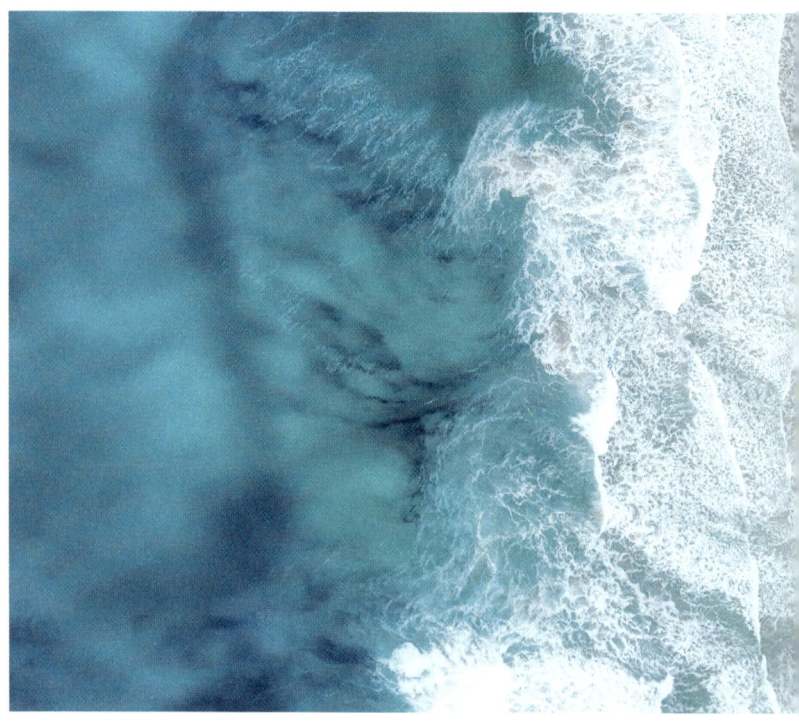

Blau tut gut – sauge die Energie auf, wenn du am
Meer sitzt oder einfach in den Himmel schaust.

Finde deinen Selbstausdruck

Um dein Kehlkopfchakra zu reinigen, nimm eine stolze Haltung
ein, die deinen positiven Selbstausdruck unterstreicht und konzentriere dich auf dein Chakra. Nimm es wahr und stell dir vor,
dass du es aus deiner Aura herausziehst und du alles reinigst, was
deinen Selbstausdruck in irgendeiner Form beeinträchtigt. Dazu
zählen auch verbale Verletzungen, die dir zugefügt wurden und dir
auf diese Weise deinen Selbstwert genommen haben. Ist es wieder

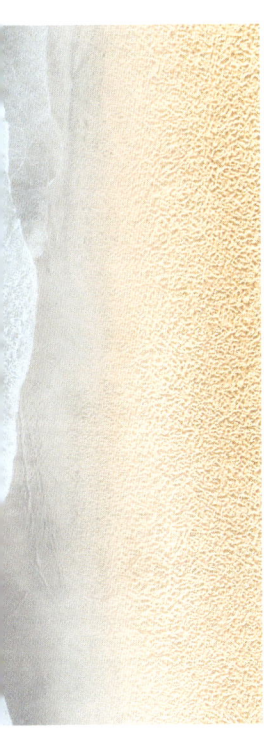

klar und rein, bringe es zurück an seinen Ursprungsort.

Zur Reinigung dieses Chakras kannst du dir auch vorstellen, dass du klare, reine und stärkende Energie einatmest und alles Dunkle und Negative durch dein Halschakra ausatmest. Es heißt, dass alles, was wir denken und sagen, früher oder später wieder auf uns zurückfällt. Möglicherweise hast du im Verlauf deines Lebens, in der einen oder anderen Beziehung auch schon einmal Dinge gesagt, die du im Nachhinein bereust. Du kannst dir jetzt vorstellen, dass all die Verletzungen, Anschuldigungen und Vorwürfe, die du irgendwann einmal geäußert hast, durch deinen Atem deinen Körper und deine Aura verlassen. Wenn es dir schwerfällt, es dir vorzustellen, dann versuche, zu fühlen, wie Leichtigkeit, Ruhe und Frieden durch die Einatmung in dein System einströmen. Ausatmend verlassen Wut, Angst, Ärger, Aggression dein ganzes System.

Durch die Stärkung der verschiedenen Chakren wirst du schon bald spüren, dass sich auch der Selbstausdruck in deiner Sprache verändern wird. Achte bei allen Übungen auch immer wieder dar-

Affirmation für dein Kehlkopfchakra: Ich spreche offen und achtsam, ohne andere Menschen zu verletzten.

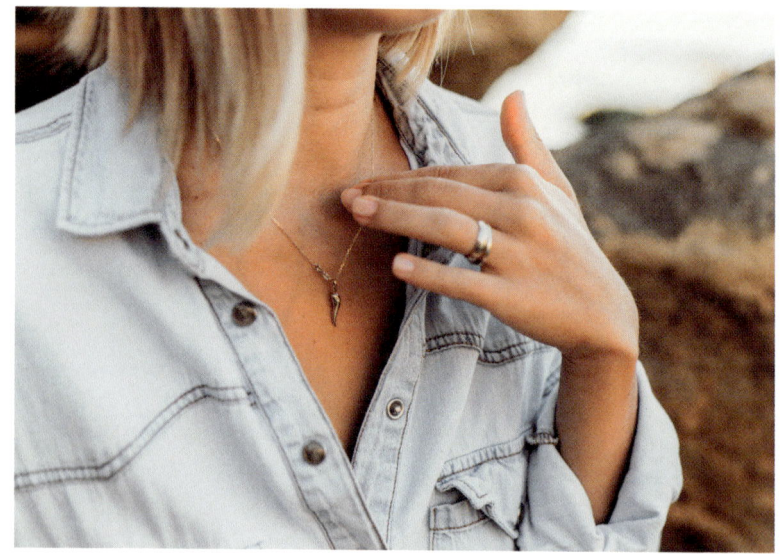

Die Schwelle zu einem höheren
Bewusstsein – dein Kehlkopfchakra.

auf, dass dein Brustkorb geöffnet ist. So kann die Energie des Herzens direkt zu deinem Kehlkopfchakra fließen. Auch dadurch wirst du achtsamer und klarer in deinem Selbstausdruck.

7 Minuten für dein Kehlkopfchakra

Jeder Mensch ist ein einzigartiger, unverwechselbarer Ausdruck des Universums. Unsere Stimme dient uns besonders, diese Einzigartigkeit zum Ausdruck zu bringen. Je bewusster du deine Stimme einsetzt, desto deutlicher werden andere Menschen dich verstehen. Je klarer du deine Bedürfnisse und Wünsche benennst, desto leichter wirst du deinen Weg und dich selbst finden.

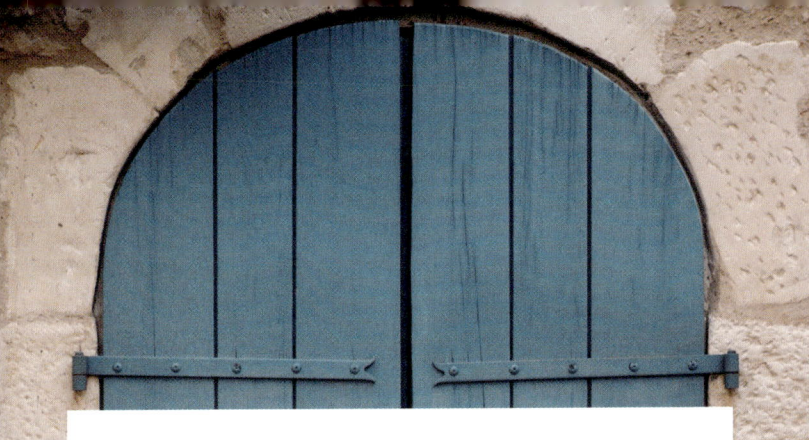

BLAUE ENERGIE

Diese Übung stärkt deinen sprachlichen Selbstausdruck.

- Sitze aufrecht auf einem Stuhl und schließe die Augen
- Atme sanft ein und aus und lenke frische, blaue Energie zu deinem Kehlkopfchakra
- Mit jedem Einatmen stellst du dir vor, wie dein Chakra weiter wird, gib der Atemluft mehr und mehr Raum
- Atme alle Ängste, das Falsche zu sagen oder nicht verstanden zu werden aus
- Entspanne deinen Hals, deine Stimmbänder, deine Kiefermuskulatur, Gaumen und Rachen
- Stelle dir vor, wie sich klare, blaue Farbe in deinem Körper ausweitet und jede einzelne Zelle reinigt
- Bleibe am Ende der Meditation noch kurz sitzen und spüre nach

---

MANTRA-MEDITATION FÜR DEIN VISHUDDACHAKRA

Wenn du eine gute Sitzhaltung gefunden hast, chante während der Ausatmung sieben Mal das Bija-Mantra „Ham" in deinen Kehlkopfchakra. Nimm wahr, wie die Energie des Klangs in deinen Hals fließt. Spüre abschließend nach, wie das Mantra nachschwingt.

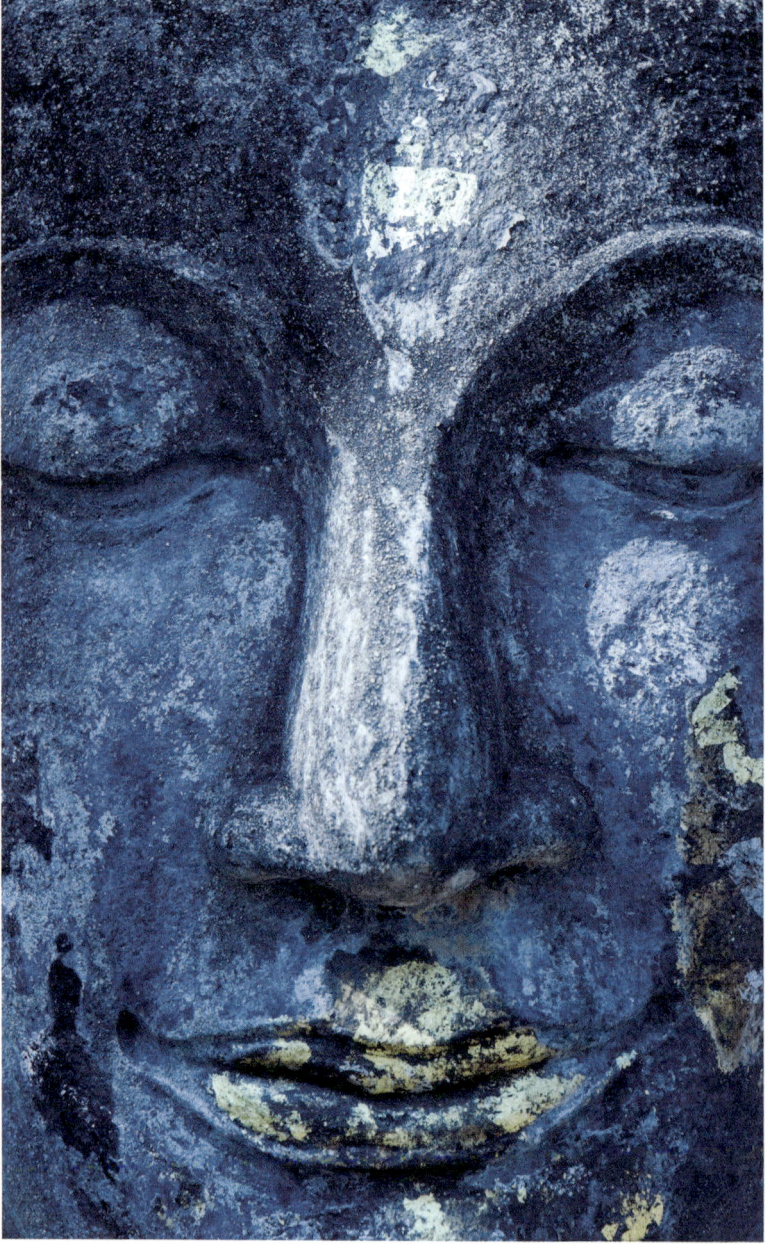

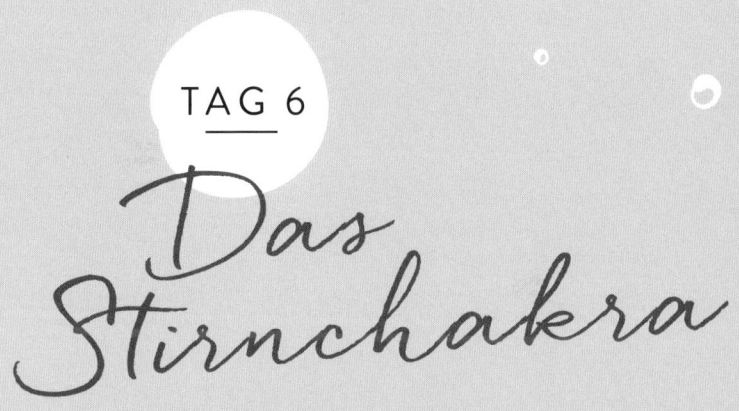

TAG 6

Das Stirnchakra

Dein Drittes Auge

Bei diesem Chakra wird die Dualität aufgelöst. Deshalb wird das Dritte Auge, das zwischen den Augenbrauen liegt, auch gerne als Ort des Bewusstseins bezeichnet. Platon nannte es das Auge der Seele, weil es heißt, dass man nur mit ihm die Wahrheit sehen kann. Über dieses Chakra können wir uns für die eigene Weisheit und die göttliche Inspiration gleichermaßen öffnen. Darüber hinaus schult unser Drittes Auge unsere Konzentrationsfähigkeit.

Öffne dich für deine Intuition

Bei diesem Energiezentrum geht es darum, Erkenntnisse über das wahre Sein zu erlangen. Wenn wir uns für göttliche Inspirationen öffnen, wird dies möglich. Körperlich wird das Stirn- oder auch Ajnachakra dem Kopf und dem zentralen Nervensystem sowie der Hirnanhangsdrüse zugeordnet. Eine Disbalance kann sich in Migräne, Spannungskopfschmerzen und in einer Erkrankung der Sinnesorgane widerspiegeln. Seelische Störungen zeigen sich in Konzentrationsstörungen, Lernschwäche und Ängstlichkeit.

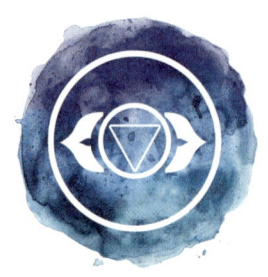

Spirituell sind wir aufgefordert, uns für göttliche Inspirationen zu öffnen, um durch sie eine tiefe Weisheit zu erlangen. Die Farbe Indigo/Violett und das Mantra „Om" können diesen Prozess unterstützen. Das Stirnchakra ist dem Planeten Uranus, aber keinem Element mehr zugeordnet. Der Lapislazuli, indigoblauer Saphir und Sodalith können hier als Edelsteine unterstützend wirken und in der Aromatherapie sind es die Minze und der Jasmin, denen dieses Chakra zugeordnet wird.

Selbst-Vertrauen

Du kannst dein Drittes Auge stärken, indem du indigoblaue Farben in dein Leben integrierst. Diese Farbe wird dir innere Ruhe schenken und dich mehr mit deiner Intuition verbinden. Indigoblaues Bettzeug, Handtücher, Schals oder blau gestrichene Wände stärken dieses Chakra.

Übung

WO SITZT DEIN BEWUSSTSEIN?

Wenn du Blockaden in diesem Chakra erkennen und lösen möchtest, dann stelle dir folgende Fragen und notiere deine Gedanken dazu auf den Linien. Solltest du eine oder mehrere Fragen bejahen, so ist dein Stirnchakra nicht ausbalanciert.

Hast du viele Ideen, aber weißt nicht, wie du sie umsetzen kannst?

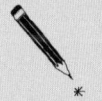

Vertraust du der Meinung anderer mehr als deinem eigenen Gefühl?

Kann es sein, dass du deiner eigenen Intuition oftmals nicht folgst?

Verbinde dich mit der unendlichen Intelligenz

Um dein Stirnchakra zu reinigen, schließe deine Augen. Entspanne dich. Atme ein und stell dir dabei vor, du würdest durch das Dritte Auge ein- und ausatmen. Stell dir vor, dass du frische klare Energie einatmest und dein Chakra auf diese Weise gereinigt wird.

Das Dritte Auge ist das Tor zu deiner Seele. Je bewusster du mit diesem Chakra arbeitest, desto unmittelbarer bist du mit deiner Seele in Kontakt. Dinge zu visualisieren ist eine gute Möglichkeit, um Zugang zu diesem Chakra zu bekommen. Stelle dir deshalb immer wieder im Verlauf eines Tages vor, dass dein Drittes Auge ein strahlendes, klares Licht ist. Je mehr du dich auf dieses Licht konzentrierst, desto strahlender wird es. Weiter kannst du dir vorstellen, dass es mit der Zeit deinen Kopf immer mehr in einem hellen Licht erstrahlen lässt. Dieses Licht weitet sich auf deinen ganzen Körper aus. Lass dein Drittes Auge strahlen.

Affirmation für dein Stirnchakra: Ich habe Zugang zur unendlichen Intelligenz des Kosmos.

Nimm dir 7 Minuten Zeit und lass dich ganz auf dein Drittes Auge ein.

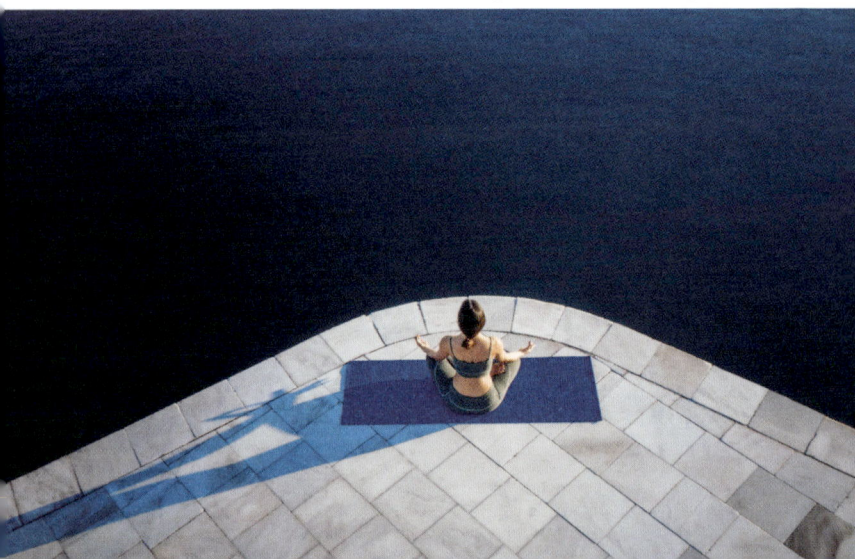

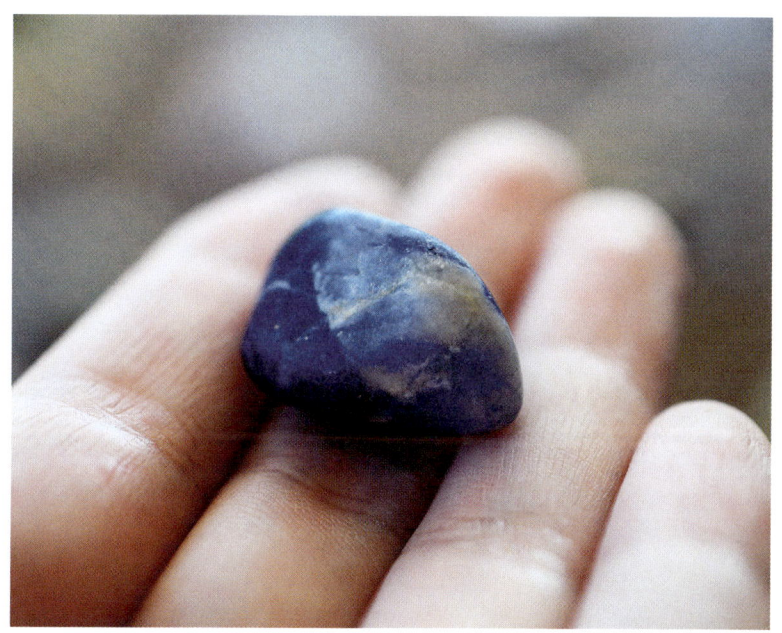

Nutze die Kraft der Edelsteine, um deine Chakren zu stärken.

7 Minuten für dein Stirnchakra

Das Dritte Auge stellt die Verbindung zu deiner Intuition dar. Es kann dich darin unterstützen, deine eigene Berufung zu finden und zu leben. Nur du wirst herausfinden können, was deine Seele wirklich möchte. Nur du wirst deine eigene Bestimmung leben können. Je mehr du mit deinem Dritten Auge verbunden bist, desto klarer werden die Botschaften. Nimm ernst, was sich hier während der Übungen offenbart. Es sind Geschenke des Universums an dich. Schreibe auf, was du während der Meditationen erfährst und lese es dir immer wieder durch, um es dann in einem zweiten Schritt in dein Leben zu integrieren.

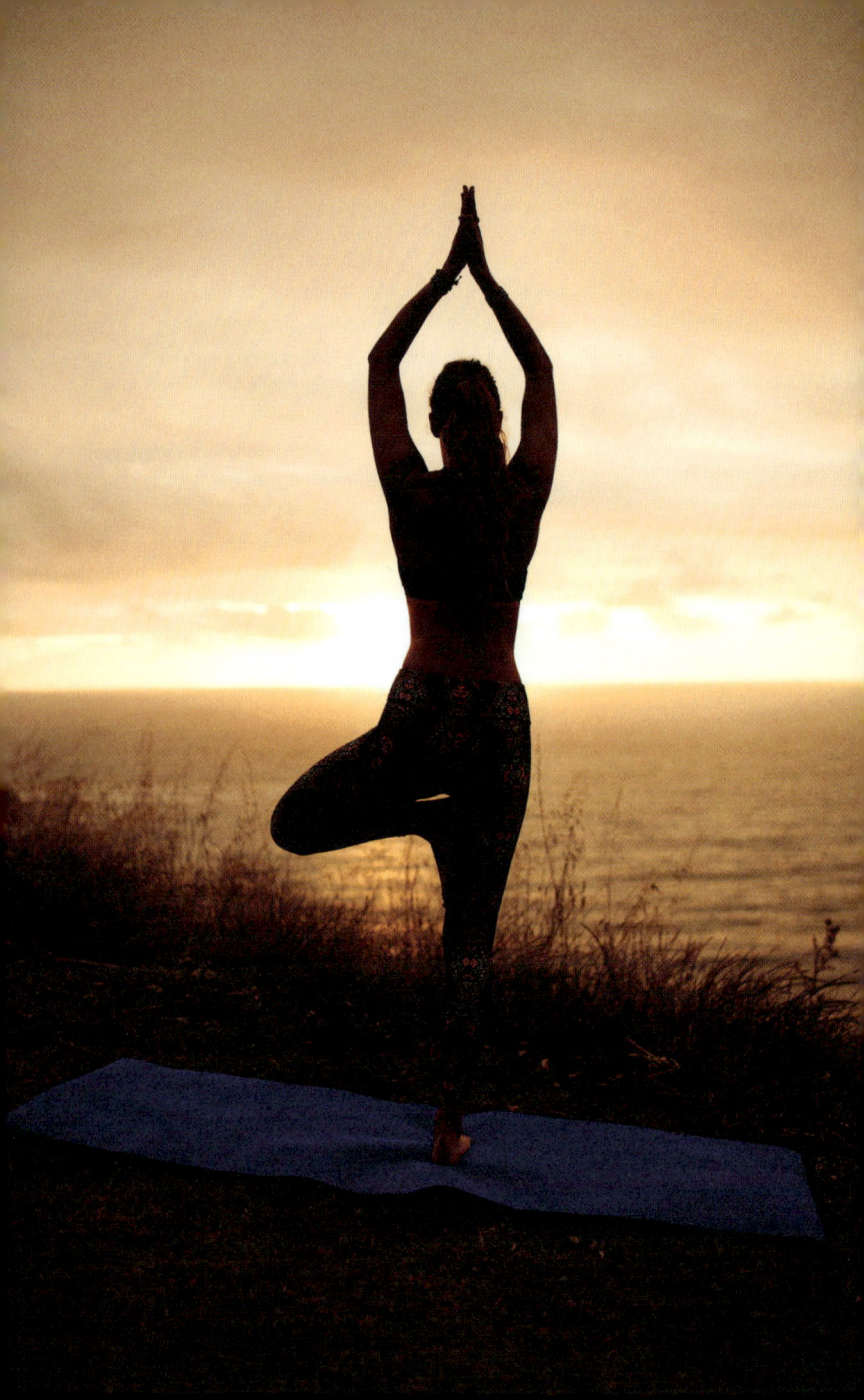

DER BAUM (VRKSASANA)

Der Baum schenkt dir Stabilität und Öffnung zugleich.
Vergiss niemals, dass du eine gute Erdung brauchst, wenn
du dich für den Kosmos öffnest. Nimm dir für diese Übung
3 Minuten Zeit.

- Stehe aufrecht, die Füße eng nebeneinander
- Verlagere dein Gewicht nach rechts und spanne
  Oberschenkel und Gesäß an
- Drücke den linken Fuß an die recht Oberschenkelseite
- Lege deine Handflächen vor der Brust aneinander und
  führe sie beim Einatmen nach oben
- Fixiere einen Punkt, um das Gleichgewicht zu halten
- Bleibe hier für mehrere Atemzüge
- Atme aus und komme zurück in die Ausgangsposition
- Wechsle die Seiten

ÖFFNE DICH FÜR DEINE INTUITION

Nimm dir 4 Minuten Zeit. Atme ruhig ein und stell dir vor,
wie während der Einatmung indigoblaues oder violettes
Licht durch dein Drittes Auge in dich einströmt. Ausatmend befreist du dich von alten, negativen Gedanken,
Zweifeln und Sorgen. Stell dir vor, dass dein Drittes Auge
mit jedem Atemzug klarer wird und du dich so für die
eigene Intuition öffnest. Wenn sich dein Kopf klarer
anfühlt, stelle dir vor, wie sich die klare, reine, violette
Farbe langsam in deinem ganzen Körper ausbreitet und du
dadurch von einem tiefen Frieden erfüllt wirst.

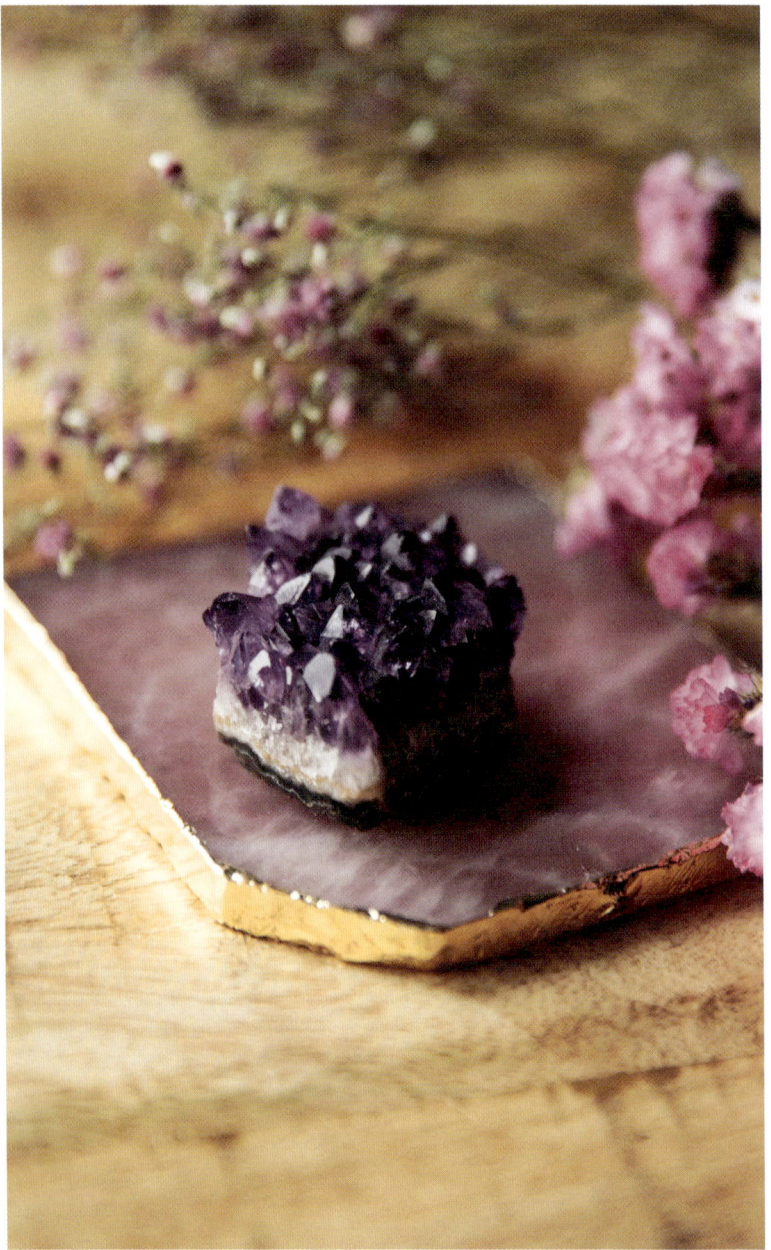

Das Kronenchakra

Finde deinen Seelenfrieden

Dieses Chakra, welches auch Sahasrara genannt wird, befindet sich am Scheitelpunkt des Kopfes. Hier geht es um die spirituelle Erkenntnis, Erleuchtung und vollkommene Selbstverwirklichung. Weil es Bereiche umfasst, die wir nicht mit Worten beschreiben können, wird in den Heiligen Schriften des Yoga nicht viel über das Sahasrara geschrieben. Es ist der Ort, der nur unmittelbar erfahren werden kann. Die Erkenntnisse, die wir hier haben, übersteigen oft unseren Intellekt. Öffne dich für sie und mache dir bewusst, dass sie aus einer göttlichen Quelle stammen.

Deine universelle Liebe

Bei diesem Chakra angelangt, gibt es kein Du und kein Ich mehr, sondern es handelt sich eher um einen vollkommen klaren Bewusstseinszustand. Aus diesem Grund hat er auch keine Zuschreibungen mehr. Ihm wird auch kein Tier, kein Symbol und kein Bija-Mantra mehr zugordnet. Die Themen dieses Chakras kreisen um spirituelle 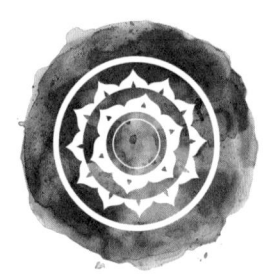 Erkenntnis, Erleuchtung und vollkommene Selbstverwirklichung. Ist das Scheitelchakra geöffnet, wird tiefster innerer Frieden, bedingungslose und universelle Liebe empfunden. Hier wird das reine Sein erfahren.

Körperlich wird es dem Großhirn zugeordnet. Die entsprechende Drüse ist die Zirbeldrüse, die man auch als Sitz der Seele bezeichnet. Blockaden machen sich durch eine Immunschwäche bemerkbar. Eine seelische Disbalance zeigt sich in Depressionen, Verwirrung und Realitätsflucht. Spirituell sind wir hier aufgerufen, uns der Erleuchtung zu widmen. Unterstützend können die Farben Violett, Weiß und Gold wirken – sie symbolisieren das Kronenchakra. Es wird dem Mantra „Om", dem Planeten Neptun, aber keinem Element und keiner Sinneswahrnehmung mehr zugeordnet. In der Edelsteintherapie wird mit dem Amethyst und Bergkristall gearbeitet, und in der Aromatherapie den Düften Olibanum und Lotus. Der Verzicht von Alkohol, Zucker und Weißmehl unterstützt den Zugang zu diesem Chakra. Eine leichte, rein pflanzliche bzw. vegane Kost sorgt ebenfalls dafür, dass dieses Chakra geöffnet wird oder offen bleibt.

Übung

DEINE ERLEUCHTUNG

Um herauszufinden ob dein Kronenchakra unausgeglichen ist, kannst du dir folgende Fragen stellen und deine Gedanken dazu aufschreiben. Wenn du eine oder mehrere Fragen bejahst, solltest du deinem Kronenchakra heute besonders viel Aufmerksamkeit schenken.

Fühlst du dich...
... einsam?

_____

... gelangweilt?

_____

... so, als würdest du die Welt manchmal durch eine Glasscheibe betrachten?

_____

Strahle hell

Alltagstipps für das sechste und das siebte Chakra haben in erster Linie mit geistigen Zuständen zu tun. Deshalb ist Meditation der Königsweg für ein ausgeglichenes Kronenchakra. Du kannst dein Kronenchakra außerdem stärken indem du:
- Fastentage einlegst
- Dich mit der Natur verbindest und weite Ausblicke suchst

- Dich vor deinem Selbst und vor anderen Lebewesen verneigst
- Dir bewusst machst, dass alles miteinander verbunden ist
- Dir bewusst machst, dass es kein Ich und kein Du gibt

Ein Amethyst ist nicht nur wunderschön, er stärkt auch dein siebtes Chakra.

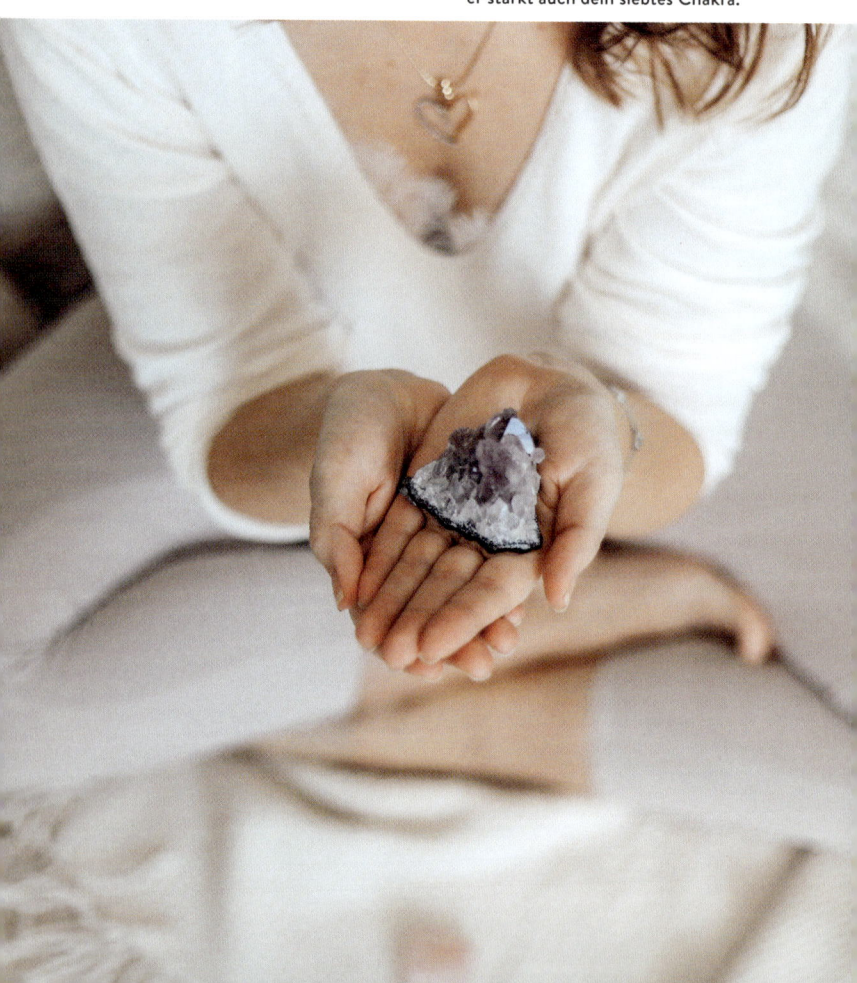

Kristallwasser

Um dein Kronenchakra zu reinigen, lasse morgens nach deiner Dusche 1–2 Liter lauwarmes Kristallwasser über dein Kronenchakra fließen. Stelle dir dabei vor, dass dein Kronenchakra gereinigt wird und die Verbindung mit dem Göttlichen klar und frei ist.

Edelsteinwasser kannst du ganz einfach selbst herstellen. Besonders beliebt für die Grundmischung sind Amethyst, Bergkristall und Rosenquarz. Es gibt auch sehr schöne fertige Chakra-Edelstein-Mischungen. Es empfiehlt sich, die Steine von Zeit zu Zeit zu reinigen. Lege sie nach der Reinigung für ein paar Stunden in die Sonne, um sie zusätzlich mit Sonnenenergie anzureichern.

> Affirmation: Ich bin eins mit allem.

7 Minuten für dein Kronenchakra

Das Kronenchakra stellt die direkte Verbindung mit dem Göttlichen dar. Um diese halten zu können, brauchen wir eine gute Erdung. Damit schließt sich mit diesem Chakra auch ein Kreis. Alles gehört zusammen. Spiritualität und Alltag. Die Praxis auf der Yogamatte oder dem Meditationskissen und das Geschirrspülen. Durch diese Übungen wirst du lernen, die Verbindung zwischen diesen beiden Bereichen herzustellen. Wenn du die Übungen regelmäßig machst, wirst du erkennen, dass alles miteinander verbunden ist. Was für ein Geschenk, die Arbeit mit den Chakren.

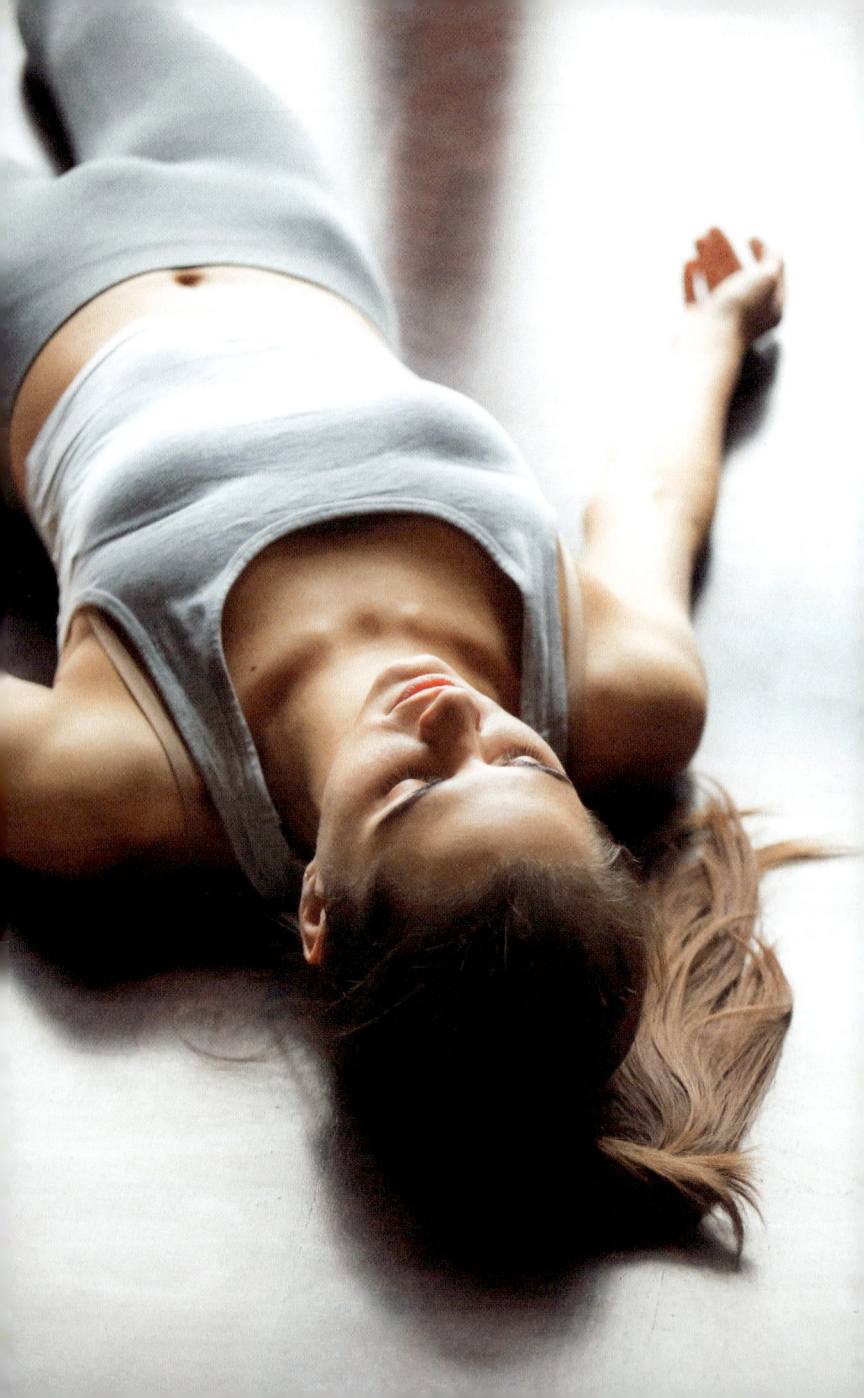

YOGAHALTUNG: SAVASANA

Sich in Savasana über die Erde mit dem Sein zu verbinden ist die große Kunst. Zelebriere sie. Genieße sie.

- Lege dich auf den Rücken, die Arme entspannt neben dem Körper, die Handflächen zeigen zur Decke
- Lasse deine Füße leicht nach außen fallen
- Schließe deine Augen und verfolge, wie dein Atem kommt und geht
- Entspanne und lass los
- Verweile hier für 4 Minuten
- Öffne die Augen und strecke und dehne dich

KEIN ANFANG UND ENDE

Beim Kronenchakra tauchst du ein in die Stille. Verbinde dich mit dem Sein. Dies gelingt am besten in der Meditation. Dem Chakra selbst wird kein Mantra mehr zugeordnet. Aber dieses Mantra zeigt dir, dass es keinen Anfang und kein Ende mehr gibt, sondern nur den Kreislauf des ewigen Entstehens und Vergehens im Sein. Singe SaTaNaMa, indem du bei jeder Silbe Daumen und jeweils den nächsten der vier folgenden Finger berührst. Beginne mit Daumen/Zeigefinger und singe „Sa". Fahre fort mit Daumen/Mittelfinger und singe „Ta", dann mit Daumen/Ringfinger und singe „Na" und schließlich mit Daumen/kleinem Finger und singe „Ma". Singe jeweils einmal das Mantra laut, leise, innerlich, leise, laut, wiederhole alles für 3 Minuten. Die Wirbelsäule ist dabei aufrecht, deine Augen sind geschlossen. Lege abschließend die Handflächen auf die Oberschenkel. Spüre dem Gesang der Silben nach. Öffne dann die Augen.

LITERATUR

Dale, Cyndi: Der Energiekörper des Menschen. Handbuch der feinstofflichen Anatomie. Lotos Verlag, 2012

Dale, Cyndi: Das Handbuch der Chakra-Arbeit: Heilende Wege zur Entfaltung deines vollen energetischen Potentials. Lotos Verlag, 2018

Gurmukh: Die 8 Gaben des Menschen. Die Chakras heilen und stärken durch Kundalini Yoga. Theseus Verlag, 5. Auflage 2019

Govinda, Kalastraha: Chakra Praxisbuch: Spirituelle Übungen für Gesundheit, Harmonie und innere Kraft, Goldmann 2006

Iding, Doris: Erleuchtet in drei Atemzügen. Irisiana Verlag 2021

Iding, Doris: Die Angst, der Buddha und ich. Nymphenburger Verlag 2021

Iding, Doris /Seehofer, Tanja: YinYoga des Herzens. Windpferd Verlag 2014

Skubhan, Ralph: Der Energiekörper. Die Aktivierung der feinstofflichen Kraftfelder. Aquamarin Verlag 2014

Vollmar, Klausbernd: Chakra-Arbeit. Wege zur Aktivierung der Lebensenergie. Goldmann Verlag 1995

BILDNACHWEIS

Mit 25 Farbfotos und 7 Illustrationen von Shutterstock.

IMPRESSUM

Umschlaggestaltung von Gramisci Editorial Design, München / Claudia Geffert unter Verwendung eines Fotos von Stocksy / Miles Studio (Cover), 3 Farbfotos von Shutterstock und 8 Illustrationen von Shutterstock

Mit 28 Farbfotos und 15 Farbzeichnungen.

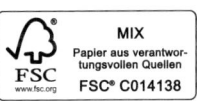

Gedruckt auf chlorfrei gebleichtem Papier

© 2022, nymphenburger in der Franckh-Kosmos Verlags-GmbH & Co. KG, Pfizerstraße 5–7, 70184 Stuttgart

Alle Rechte vorbehalten
ISBN 978-3-96860-035-2
Projektleitung und Redaktion: Ramona Imhof
Satz: Katrin Kleinschrot, Stuttgart
Produktion: Angela List
Druck und Bindung: Finidr, s.r.o., Český Těšín
Printed in The Czech Republic /
Imprimé en République Tchèque

Unser gesamtes Programm finden Sie unter
kosmos.de/nymphenburger

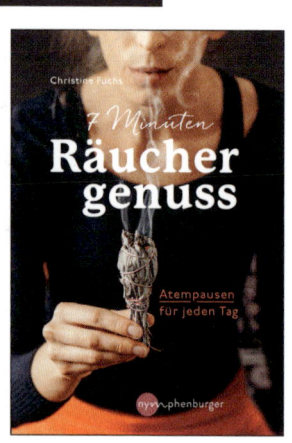

Der Wohlfühl-Wochenplan für Körper, Geist und Seele

Wer das wunderbare Ritual des Räucherns täglich genießt, tut sich selbst etwas Gutes und lernt die ganze Vielfalt der Räucherwelt kennen. Christine Fuchs stellt speziell abgestimmte Räuchermischungen für jeden einzelnen Tag der Woche vor. Denn nach dem kosmischen System von Sonne, Mond und Planeten hat jeder Wochentag eine eigene Qualität und zugehörige Räucherpflanzen und -stoffe. Ergänzt werden die Räucheranleitungen durch Bewusstwerdungen, Meditationen und kleine Alltagsrituale. Ein wohltuender Wochenplan für Körper, Geist und Seele.

Christine Fuchs
7 Minuten Räuchergenuss
64 Seiten · ISBN 978-3-96860-015-4

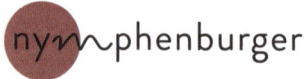

kosmos.de/nymphenburger